腿梗死

原标 任添华 杨晶 主编

U0213638

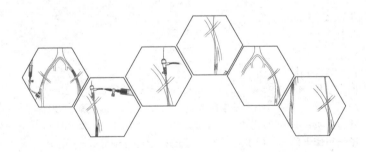

清华大学出版社

北 京

图书在版编目（CIP）数据

腿梗死 / 原标，任添华，杨晶主编 . — 北京：清华大学出版社，2019
ISBN 978-7-302-53459-4

Ⅰ.①腿…　Ⅱ.①原…②任…③杨…　Ⅲ.①下肢－血管疾病－梗塞－诊疗
Ⅳ.① R543

中国版本图书馆 CIP 数据核字（2019）第 179491 号

责任编辑：肖　军　周婷婷
封面设计：刘艳芝
责任校对：王淑云
责任印制：丛怀宇

出版发行：清华大学出版社
　　　网　　址：http://www.tup.com.cn, http://www.wqbook.com
　　　地　　址：北京清华大学学研大厦A座　　　邮　　编：100084
　　　社 总 机：010-62770175　　　　　　　　邮　　购：010-62786544
　　　投稿与读者服务：010-62776969, c-service@tup.tsinghua.edu.cn
　　　质量反馈：010-62772015, zhiliang@tup.tsinghua.edu.cn
印 装 者：三河市吉祥印务有限公司
经　　销：全国新华书店
开　　本：165mm×235mm　　　印　张：12.25　　　字　数：200千字
版　　次：2019年8月第1版　　　　　　　　　　印　次：2019年8月第1次印刷
定　　价：68.00元

产品编号：079081–01

编 委 名 单

主　编　原　标　任添华　杨　晶

副主编　田　宇　李亚晶　王程杰　陈　爽

编　者（按姓氏笔画排序）

王旭玲　山西省心血管病医院

王程杰　首都医科大学北京朝阳医院

田　宇　深圳市罗湖区人民医院血管外科

任添华　首都医科大学北京天坛医院

宋　涛　中国医科大学附属第一医院

李亚晶　首都医科大学北京朝阳医院

杨　晶　首都医科大学北京朝阳医院

陈　爽　首都医科大学北京朝阳医院

原　标　首都医科大学北京朝阳医院

顾　柯　首都医科大学三博脑科医院

谢卫东　华润武钢总医院

前　言

　　梗死一般指动脉阻塞引起细胞缺血、缺氧导致供血组织或器官坏死。但静脉阻塞也可以使血液回流受阻及淤滞，导致组织或器官坏死。临床工作中，由于心肌梗死和脑梗死常常发病急骤且危害较重，已引起临床医师的高度重视！尤其 21 世纪以来，上述疾病的发病机制及治疗的相关研究均已步入分子生物学等全新领域。

　　然而，由下肢血管阻塞引起细胞缺血、缺氧，继而局部组织代谢异常引发的下肢病变并未引起足够重视，病情最终发展至截肢，甚至危及生命。

　　参考脑梗死、心肌梗死的定义，首都医科大学朝阳医院和首都医科大学天坛医院的一些临床医师对下肢血管病变进行研讨活动，目的将下肢血管病变的机制和治疗方法予以整合，通过多学科来解决下肢病变导致的临床问题，在原标教授提出的"腿梗死"概念的基础上，组织国内相关研究人员撰写《腿梗死》。我们认为人体血管是一个有机的整体，在结构上不可分割，在功能上相互协调、互为补充，在病理上相互影响。例如下肢深静脉血栓形成可以导致局部压力增高，引起组织渗出及下肢肿胀，同时也影响其伴行动脉的血流灌注，继而引起下肢缺血。针对下肢血管病变导致相关疾病，临床医师需要全面、整体地分析该疾病病理生理学机制并系统地拟订一个治疗方案。但在实际工作中，许多临床医师把眼光局限于单一病种，常常忽略了潜在疾病隐患，造成不必要的损失。

　　本书囊括下肢动脉粥样硬化闭塞、急性下肢动脉缺血、慢性静脉瓣膜功能不全、下肢深静脉血栓形成等六种临床常见下肢血管疾病，分别从流行病学、发病机制、临床症状、诊断及鉴别、治疗方法等方面予以详细地阐述。并增添了相关疾病的中医治疗方法和微创解决疼痛的技术，将中西医多学科整合治疗腿梗死落在实处。总之，期待本书有助于临床医师对下肢血管疾病形成系统性、整体性临床思维。提升临床治疗决策能力，希望更多的腿梗死患者从中获益。

原　标　任添华　杨　晶

2019 年 6 月

目　录

第一章

梗　死

正常情况下，血液循环的主要功能是向各器官、组织输送氧气和营养物质，同时不断从组织中运走二氧化碳和各种代谢产物，以保持机体内环境的相对稳定和各组织器官代谢、功能活动的正常运行。一旦发生血液循环障碍并且超过神经体液调节范围时，就会影响相应组织器官的功能、代谢以及形态结构的改变，严重者甚至导致机体死亡。

血液循环障碍可分为全身性和局部性两种，它们既有区别又有联系。这里主要叙述局部血液循环障碍。

局部血液循环障碍表现为以下几方面的异常：①局部组织或器官血管内血液含量的异常，包括血液含量的增多或减少，即充血、淤血或缺血；②局部血管壁通透性和完整性的异常，表现为血管内成分溢出血管外，包括水肿和出血；③血液性状和血管内容物的异常，包括血栓形成、栓塞和梗死。

下面主要叙述梗死有关内容，并通过介绍我们所熟知的脑梗死和心肌梗死来具体阐述腿梗死的相关概念及其内容。

器官或局部组织由于血管阻塞、血流停止导致缺氧而发生的坏死，称为梗死（infarction）。梗死一般是由动脉阻塞引起局部组织的缺血、缺氧而坏死。但静脉阻塞则使局部血流停滞导致缺氧，亦可引起梗死。

一、梗死形成的原因

任何引起血管管腔阻塞导致局部组织血液循环中断和缺血的原因均可引起梗死。

（一）梗死形成的原因及条件

1. 血栓形成

血管血栓形成导致动脉血流中断或灌流不足是梗死发生最常见的原因。主要见于冠状动脉、脑动脉粥样硬化合并血栓形成时引起的心肌梗死和脑组织梗死。伴有血栓形成的足背动脉闭塞性脉管炎可引起脚部梗死。静脉内血栓形成一般只引起淤血、水肿，但肠系膜静脉血栓形成可引起所属静脉引流肠段的梗死。

2. 动脉栓塞

多为动脉血栓栓塞，亦可为气体、羊水、脂肪栓塞，常引起脾、肾、肺和脑的梗死。

3. 血管受压闭塞

见于血管外肿瘤的压迫，肠扭转、肠套叠和嵌顿疝时肠系膜静脉和动脉受压，卵巢囊肿扭转及睾丸扭转致血管受压等引起的坏死。

4. 动脉痉挛

如在严重的冠状动脉粥样硬化或合并硬化灶内出血的基础上，冠状动脉血管可发生强烈和持续性痉挛，可引起心肌梗死。

（二）影响梗死形成因素

血管阻塞后是否造成梗死，与器官血供特点和局部组织对缺氧敏感程度有关。

1. 器官血供特点

有双重血液循环的器官中其中一条动脉阻塞，因有另一条动脉可以维持供血，故常不易引起梗死。如肺有肺动脉和支气管动脉供血，肺动脉小分支的血栓栓塞不会引起梗死。肝梗死很少见，是因为肝动脉和门静脉双重供血系统。肝内门静脉栓塞一般不会发生肝梗死，但肝动脉血栓栓塞，偶尔会造成梗死。前臂和手有平行走向的桡动脉和尺动脉供血，其间有丰富的吻合支，因此，前臂和手绝少发生梗死。一些器官的动脉吻合支少，如肾、脾及脑，动脉迅速发生阻塞时，由于不易建立有效的侧支循环，常易发生梗死。

2. 局部组织对缺氧敏感程度

大脑的少突胶质细胞和神经细胞的耐受性最低，3～4分钟的缺血即引起梗死。心肌细胞对缺血也很敏感，缺血 20～30 分钟就会死亡。骨骼肌、纤维结缔组织缺血耐受性最强。严重的贫血或心功能不全时，血氧含量降低，可促进梗死的发生。

二、梗死的一般形态特征

（一）梗死灶

梗死是局部组织的坏死，其形态因不同组织器官而有所差异。

梗死灶的形状取决于该器官的血管分布方式。多数器官的血管呈锥形分布，如脾、肾、肺等，故梗死灶也呈锥形，切面呈楔形或三角形，其尖端位于血管阻塞处，底部为器官的表面。心冠状动脉分支不规则，故梗死灶呈地图状。肠系膜血管呈扇形分布，故肠梗死灶呈节段形。

心、肾、脾和肝等器官梗死为凝固性坏死，坏死组织较干燥、质硬、表面下陷。脑梗死为液化性坏死，新鲜时质软疏松，日久后可液化成囊腔。

梗死的颜色取决于病灶内的含血量，含血量少时颜色灰白，称为贫血性梗死（anemic infarct）。含血量多时，颜色暗红，称为出血性梗死（hemorrhagic infarct）。

（二）梗死的类型

1. 贫血性梗死

发生于组织结构较致密，侧支循环不充分的实质器官，如脾、肾、心肌和脑组织。当梗死灶形成时，病灶边缘侧支血管内血液进入坏死组织较少，梗死灶呈灰白色，故称为贫血性梗死（又称为白色梗死）。发生于脾、肾梗死灶呈锥形，尖端向血管阻塞的部位，底部靠器官表面，浆膜面常有少量纤维素性渗出物被覆。心肌梗死灶呈不规则地图状。梗死的早期，梗死灶与正常组织交界处因炎症反应常见一充血出血带，数日后因红细胞被巨噬细胞吞噬后转变为含铁血黄素而变成黄褐色。晚期病灶表面下陷，质地变坚实，黄褐色出血带消失，由肉芽组织和瘢痕组织取代。镜下呈缺血性凝固性坏死改变，早期梗死灶内尚可见细胞核固缩、细胞核碎裂和细胞核溶解等改变，细胞浆呈均匀一致的红色，组织结构轮廓保存（如肾梗死）。晚期病灶呈红染的均质性结构，边缘有肉芽组织和瘢痕组织形成。此外，脑梗死一般为贫血性梗死，坏死组织常变软液化、无结构。

2. 出血性梗死

常见于肺、肠等具有双重血液循环，组织结构疏松伴严重淤血的情况下，因梗死灶内有大量的出血，故称为出血性梗死，又称为红色梗死（red infarct）。

出血性梗死发生的条件：

（1）严重淤血

如肺淤血，是肺梗死形成的重要先决条件。因为在肺淤血情况下，肺静脉和毛细血管内压增高，影响了肺动脉分支阻塞后建立有效的肺动脉和支气管动脉侧支循环，引起肺出血性梗死。卵巢囊肿或肿瘤在卵巢蒂部扭转，使静脉回流受阻，动脉供血也受影响逐渐减少甚至停止，致卵巢囊肿或肿瘤梗死。

（2）器官组织结构疏松

肠和肺的组织较疏松，初起时在组织间隙内可见出血性梗死病灶。

常见类型：

1）肺出血性梗死

其病灶常位于肺下叶，好发于肋膈缘。常多发，病灶大小不等，呈锥形、楔形，尖端朝向肺门，底部紧靠肺膜，肺膜面有纤维素性渗出物。梗死病灶质地坚实，因弥漫性出血呈暗红色，略向表面隆起，久而久之由于红细胞崩解肉芽组织长入，梗死灶变成灰白色，病灶表面局部下陷。镜下见梗死灶呈凝固性坏死，可见肺泡轮廓，肺泡腔、小支气管腔及肺间质充满红细胞。早期红细胞轮廓尚保存，之后崩解。梗死灶边缘与正常肺组织交界处的肺组织充血、水肿及出血。

2）肠出血性梗死

多见于肠系膜动脉栓塞和静脉血栓形成，或在肠套叠、肠扭转、嵌顿疝、肿瘤压迫等情况下引起出血性梗死。肠梗死灶呈节段性暗红色。肠壁因淤血、水肿和出血呈明显增厚，随之肠壁变性坏死，肠浆膜面可有纤维素性脓性渗出物。肠壁坏死累及肌层及神经，可引起麻痹性肠梗阻；肠壁全层坏死可致穿孔及腹膜炎，导致严重后果。

3）败血性梗死（septic infarct）

常由含有细菌的栓子阻塞血管引起。见于急性感染性心内膜炎，含细菌的栓子从心内膜脱落，顺血流运行而引起相应组织器官动脉栓塞所形成。梗死灶内可见有细菌团及大量炎症细胞浸润，当有化脓性细菌感染时，可出现脓肿形成。

三、梗死对机体的影响和结局

（一）梗死对机体的影响

梗死对机体的影响取决于发生梗死的器官、梗死灶的大小和部位。肾、脾的梗死对机体的影响较小，多为局部症状，肾梗死通常出现腰痛和血尿，不影响肾功能。肺梗死有胸痛和咯血；肠梗死常出现剧烈腹痛、血便和腹膜炎的症状；心肌梗死影响心脏功能，严重者可导致心力衰竭甚至猝死；脑梗死出现其相应部位的功能障碍。四肢、肺、肠梗死等可继发腐败菌的感染而造成坏疽。如合并化脓菌感染，亦可引起脓肿。

（二）梗死的结局

梗死灶形成时，引起病灶周围的炎症反应，血管扩张、充血，有中性粒细胞及巨噬细胞渗出，继而形成肉芽组织，在梗死发生24～48小时时，肉芽组织已开始从梗死灶周围长入病灶内，小的梗死灶可被肉芽组织完全取代机化，日久变为纤维瘢痕。大的梗死灶不能完全机化时，则由肉芽组织和转变成的瘢痕组织包裹，病灶内部容易发生钙化。脑梗死则可液化成囊腔，周围由增生的胶质瘢痕包裹。

第二章

脑 梗 死

脑梗死（cerebral infarction, CI）是缺血性卒中（ischemic stroke）的总称。包括脑血栓形成、腔隙性梗死和脑栓塞等，约占全部脑卒中的 70%，是由脑血液供应障碍引起脑部病变。

脑梗死是由于脑组织局部供血动脉血流的突然减少或停止，造成该血管供血区的脑组织缺血、缺氧导致脑组织坏死、软化，并伴有相应部位的临床症状和体征，如偏瘫、失语等神经功能障碍的症状。脑梗死发病 24～48 小时后，脑 CT 扫描可见相应部位的低密度灶，边界欠清晰，可有一定的占位效应。脑磁共振成像（MRI）检查能较早期发现脑梗死，表现为加权图像上 T1 在病灶区呈低信号，T2 呈高信号，MRI 能发现较小的梗死病灶。

一、流行病学

1986—1990 年我国大规模人群调查显示脑卒中发病率为 109.7/10 万～217/10 万，患病率为 719/10 万～745.6/10 万，病死率为 116/10 万～141.8/10 万。男性发病率高于女性，男：女为 1.3：1～1.7：1。脑卒中发病率、患病率和病死率随年龄增加，45 岁后均呈明显增加，65 岁以上人群增加最明显，75 岁以上者发病率是 45～54 岁组的 5～8 倍。存活者中 50%～70% 患者遗留瘫痪、失语等严重残疾，给社会和家庭带来沉重的负担。1990 年张葆樽等进行的 580 多万人口全国性流行病学调查显示，重症脑血管病的发病率为 115.61/10 万，患病率为 256.94/ 10 万，病死率为 81.33/10 万，我国每年新发生脑卒中患者近 150 万人，年死亡数近 100 万人。脑梗死患者约占全部脑卒中的 70%。

二、病因

脑血管病是神经科最常见的疾病，病因复杂，受多种因素的影响，一般根据常规把脑血管病按病因分类分为血管壁病变、血液成分改变和血流动力学改变。

另外，临床上许多人即使具备脑血管病的危险因素，却未发生脑血管病，而一些不具备脑血管病危险因素的人却发生脑血管病，说明脑血管病的发生可能还与其他因素有关，如遗传因素和不良嗜好等。

流行病学研究证实，高血脂和高血压是动脉粥样硬化的两个主要危险因素。吸烟、饮酒、糖尿病、肥胖、高密度脂蛋白胆固醇降低、三酰甘油增高、血清脂蛋白增高均为脑血管病的危险因素，尤其是缺血性脑血管病的危险因素。

三、发病机制

（一）血管壁病变

正常血管内皮细胞是被覆血管内膜的一层光滑的细胞群，不仅是血液和组织的屏障，还具有其他多种功能。一般认为血管内皮细胞功能的变化和损害可使内皮细胞剥离，血浆成分主要是脂类物质的浸润和巨噬细胞的浸润，内膜中平滑肌细胞增殖，最终导致动脉粥样硬化的发生、发展。随着年龄的增加，这一过程更容易发生。持续的高血压能加速动脉粥样硬化的形成。高血压可通过直接作用于直径 $50\sim200\mu m$ 的脑小动脉，如脑底部的穿通动脉和基底动脉的旁中央支，导致这些小动脉发生血管透明脂肪样变、微栓塞或微动脉瘤，亦可通过机械性刺激和损伤直径 $>200\mu m$ 的较大血管或大血管的内皮细胞，发生动脉粥样硬化。

动脉粥样硬化时，动脉内膜增厚容易出现溃疡面，在溃疡处内膜下层分泌一些物质如胶原及凝血因子促使凝血酶形成，凝血酶、纤维蛋白与黏附在溃疡面的血小板共同作用导致血栓形成，即动脉粥样硬化斑块形成，使动脉管腔狭窄或闭塞，或动脉粥样硬化斑块脱落阻塞脑血管，导致脑组织局部动脉血流灌注减少或中止。

（二）血液成分的改变

血液有形成分中，尤其血小板极易黏附在病变血管内膜处，黏附聚集的血小板，能释放出多种生物活性物质，加速血小板的再聚集，极易形成动脉附壁血栓。血液成分中脂蛋白、胆固醇、纤维蛋白等含量的增加，可使血液黏度增高和红细胞表面负电荷降低，导致血流速度减慢，以及血液病如红细胞增多症、血小板增多症、白血病、严重贫血等，均易促使血栓形成。血液流变学改变是急性脑梗死发病的一个重要因素，动物实验模型发现血细胞比容增高可降低脑血流量，如果同时降低动脉压则容易发生脑梗死。也有人认为低切黏度升高对脑血栓形成影响较大，且多发生在熟睡与刚醒时，这与脑梗死发生时间相吻合。

（三）血流动力学异常

血压的改变是影响脑血流量的重要因素之一，血压过高或过低都可影响脑组织的血液供应。当平均动脉压<9.33kPa（70mmHg）和>24kPa（180mmHg）时，或心动过速、心功能不全时可引起脑灌注压下降，随灌注压下降，脑小动脉扩张，血流速度更缓慢。若同时伴有动脉粥样硬化，更易导致血栓形成。高血压是脑血管病的独立危险因素。高血压时血流动力学的改变比较复杂，不但决定于高血压的发生原因和机制，还决定于高血压的发展速度、程度和发展阶段。

（四）栓塞性脑梗死

栓塞性脑梗死是人体血液循环中某些异常的固体、液体或气体等栓子物质随血流进入脑动脉或供应脑的颈部动脉，这些栓子随血流流动堵塞脑血管，引起局部脑血流中断，造成局部脑组织缺血、缺氧甚至软化、坏死而出现急性脑功能障碍的临床表现。常发生于颈内动脉系统，椎基底动脉系统相对少见。

（五）其他

1. 饮食营养与脑血管病
（1）总热能的摄入
"要想身体安，耐得三分饥和寒"，中青年在有足够营养的前提下，限制热能摄入会降低发生动脉粥样硬化、冠状动脉和脑血管疾病的危险性。实验证明限制热能是降低血脂和载脂蛋白的主要因素，所以在脑血管病一、二级预防时应注意适当控制每天总热能的摄入。

（2）饮食钙摄入量

有文献报道，饮食中钙摄入量与人体血压水平呈负相关，提示摄钙量不足可能是高血压潜在的危险因素之一。而高血压又是脑血管病的危险因素已肯定，因此饮食钙摄入量不足不但是高血压的危险因素，而且可能与脑血管病的发病有关，故中老年人合理补钙不仅可防治骨质疏松，也应作为脑血管病一、二级预防的措施。

2. **不良生活习惯与脑血管病**

（1）吸烟、酗酒

在脑血管病患者中吸烟人数显著高于非脑血管病患者的对照组。并且每天吸烟与脑血管病的发生呈正相关。酗酒肯定是不良生活习性，酗酒是高血压显著的危险因素，而高血压是最重要的脑血管病的危险因素。

（2）便秘

中医认为，脑血管病的发病具有一定的规律性，与便秘可能相关，通过饮食结构调整及养成规律性排便习惯有助于降低脑血管病的发生。

（3）体育锻炼、超重与脑血管病

在脑血管病患者中平时进行体育锻炼的人数比例显著低于非脑血管病对照组，而脑血管病超重人数显著高于非脑血管病对照组。因此平衡饮食、控制体重与体育锻炼相结合，可以降低脑血管病的发病率。

（4）高盐饮食

一般认为高盐饮食是高血压的危险因素，高血压是最重要的脑血管病的危险因素，故提倡低盐饮食，饮食中可适当增加醋的摄入量以利于钙的吸收。

3. **糖尿病与脑血管病**

糖尿病患者合并脑血管病已受到人们的高度重视。糖尿病被列为脑血管病的危险因素。糖尿病患者的血液黏度增加，红细胞积聚速度加快，血小板在血管壁上的黏附功能和相互间的凝集功能增强，血液凝血因子Ⅰ、Ⅴ、Ⅶ、Ⅷ增加，纤维蛋白原增高等，这些都容易引起脑梗死。糖尿病并发脑血管病主要发生在老年Ⅱ型糖尿病患者中。病理发现糖尿病患者脑实质内小动脉常表现为弥漫性内皮损害，内膜肥厚，还发生局灶性脂肪样或透明样变性。糖尿病患者脑梗死发生率是非糖尿病患者人群的 4.2 倍，而脑出血的发生率与非糖尿病患者人群差异无显著性。

4. 遗传家族史与脑血管病

临床上许多人即使具备上述脑血管病危险因素却没有发生脑血管病，而另外一些不具备上述脑血管病危险因素的人却罹患脑血管病，说明脑血管病的发生还与其他因素有关，尤其是与遗传因素有关。

脑血管病家族史可能是脑血管病的危险因素，有实验也证明有高血压、糖尿病病史者的发病率和有脑血管病家族史的发病患者数均显著高于对照组。一般认为多数的脑血管病的发病是多因素的，是遗传与环境因素共同作用的结果。脑血管病的发病率有一定的种族差异，黑种人脑血管病发病率高于白种人。

由于脑血管病本身或其危险因素如高血压、高血脂及高血糖等均与遗传因素有密切关系，故遗传因素在脑血管病的发病中起了重要作用。

四、脑梗死的主要病理学和病生理学改变

（一）病理学改变

急性脑梗死灶的中央区为坏死脑组织，周围为水肿区。在梗死的早期脑水肿明显，梗死面积大者，水肿也明显，相反梗死面积小者，水肿面积相对较小，水肿区脑回变平、脑沟消失。当梗死面积大，整个脑半球水肿时，中线结构移位，严重病例可有脑疝形成。后期病变组织萎缩，留下有空腔的瘢痕组织。陈旧的血栓内可见机化和管腔再通。动脉硬化性脑梗死一般为白色梗死，少数梗死区的坏死血管可继发性破裂而引起出血，称出血性梗死或红色梗死。

（二）病生理学改变

1. 血管活性物质的含量变化

脑梗死者肿瘤坏死因子含量明显增高，此外一氧化氮（NO）、内皮素、降钙素基因相关肽、神经肽 Y 也均随之增高。神经肽 Y 和神经降压肽是对心脑血管系统具有重要调控作用的神经内分泌多肽。急性脑血管病发病过程中，肿瘤坏死因子、NO、内皮素、神经肽 Y、降钙素基因相关肽和神经降压肽发

生变化，这种变化与急性脑血管病的疾病性质、病情有密切关系，积极控制这些物质之间的平衡紊乱，将有助于降低急性脑血管病的病死率和致残率。

2. 下丘脑 - 垂体激素的释放

神经与内分泌两大系统各有其特点又密切相关，共同调控和整合内、外环境的平衡。脑血管病患者下丘脑 - 垂体激素的释放增强，这种释放可能直接侵犯至下丘脑、垂体等组织，或与脑水肿压迫血管使有关组织循环障碍有关。

3. 血浆凝血因子的变化

凝血因子Ⅶ（FⅦ）活性增高为缺血性脑血管病的危险因子，甚或与心肌梗死及猝死相关。有人认为，通过测定血浆 FⅦ a 水平预估高凝状态，并作为缺血性脑血管病的危险因子更为恰当。FⅦa 水平的上升，存在于缺血性脑血管病的各类型之中，能反映高凝状态的实际情况。

4. NO 的变化

NO 的作用与其产生的时间、组织来源及含量等有关，内皮细胞上有组织型一氧化氮合酶（cNOS），在脑梗死早期它依赖于钙 / 钙调素（Ca^{2+}/CaM）激活，引起 NO 短期释放，使血管扩张，产生有益作用。另外，在巨噬细胞、胶质细胞上的诱导型一氧化氮合酶（iNOS），它不依赖于 Ca^{2+}/CaM，在生理状态下不激活，脑梗死后 1~2d，iNOS 被激活，一旦被激活，则不断产生 NO。持续性 NO 产生可引起细胞毒性作用，所以在脑梗死急性期，iNOS 被激活，可能加重缺血性损害。

5. 下丘脑 - 垂体 - 性腺轴的改变

急性脑血管病可导致下丘脑 - 垂体 - 性腺轴的功能改变。不同的性别、不同的疾病类型其性激素的变化是不相同的。

急性脑血管病导致机体内分泌功能紊乱的因素主要表现为：

（1）与神经递质的调节障碍有关的性腺激素类：多巴胺、去甲肾上腺素和 5- 羟色胺分泌增加，单胺代谢出现紊乱，导致性激素水平变化，使雌激素水平降低。

（2）应激反应：机体处于应激状态能通过自身对内分泌进行调节。

五、临床表现

脑梗死好发者为 50~60 岁以上的人群，常有动脉粥样硬化、高血压、风湿性心脏病（风心病）、冠状动脉粥样硬化性心脏病（冠心病）或糖尿病，以及吸烟、饮酒等不良嗜好的患者。约 25% 的患者病前有短暂性脑缺血发作病史。起病前多有前驱症状，表现为头痛、头晕、眩晕、短暂性肢体麻木、无力。起病一般较缓慢，患者多在安静和睡眠中起病。多数患者症状经几小时甚至 1～3 天病情达到高峰。脑梗死发病后多数患者意识清醒，少数可有程度不同的意识障碍，一般生命体征无明显改变。如果大脑半球发生较大面积梗死、缺血、水肿，可影响间脑和脑干的功能，起病后不久出现意识障碍，甚至脑疝、死亡。如果发病后即有意识不清，要考虑椎 - 基底动脉系统脑梗死。

（一）主要临床症状

脑梗死的临床症状复杂，它与脑损害的部位、脑缺血性血管大小、缺血的严重程度、发病前有无其他疾病，以及有无合并其他重要器官疾病等有关，轻者可以完全没有症状，即无症状性脑梗死；也可以表现为反复发作的肢体瘫痪或眩晕，即短暂性脑缺血发作；重者不仅可以有肢体瘫痪，甚至可以急性昏迷、死亡。如病变影响大脑皮质，在脑血管病急性期可表现为出现癫痫发作，以病后 1 天内发生率最高，而以癫痫为首发的脑血管病则少见。常见的症状有：

1. 主观症状

头痛、头昏、头晕、眩晕、恶心呕吐、运动性和（或）感觉性失语，甚至昏迷。

2. 脑神经症状

双眼向病灶侧凝视、中枢性面瘫及舌瘫、假性延髓性麻痹如饮水呛咳和吞咽困难。

3. 躯体症状

肢体偏瘫或轻度偏瘫、偏身感觉减退、步态不稳、肢体无力、大小便失禁等。

（二）脑梗死部位及临床分类

脑梗死的梗死面积以腔隙性梗死最多，临床表现为：亚急性起病、头昏、头晕、步态不稳、肢体无力，少数有饮水呛咳，吞咽困难，也可有偏瘫，偏身感觉减退，部分患者没有定位体征。

中等面积梗死以基底核区、侧脑室体旁、丘脑、双侧额叶、颞叶区发病多见，临床表现为：突发性头痛、眩晕、频繁恶心呕吐、意识清楚、偏身瘫痪，或偏身感觉障碍、偏盲、中枢性面瘫及舌瘫、假性延髓性麻痹、失语等。

大面积梗死患者起病急骤，临床表现危重，可以有偏瘫、偏身感觉减退，甚至四肢瘫、脑疝、昏迷等。

1. 颈内动脉闭塞

颈内动脉闭塞可以没有症状。有症状的闭塞可以引起类似于大脑中动脉闭塞的表现如病灶对侧偏瘫、偏身感觉减退、同向偏盲，优势半球受累可产生失语。颅内或颅外颈内动脉闭塞占缺血性脑血管病的1/5。

在颈内动脉动脉硬化性闭塞的病例中，近15%的病例有先兆，包括短暂性脑缺血发作（TIA）和同侧视网膜动脉缺血引起的单眼盲。由于颅底动脉环的作用，使颈内动脉闭塞的症状复杂，有时颈内动脉闭塞也可不出现局灶症状，这取决于前、后交通动脉以及眼动脉、脑浅表动脉等侧支循环的代偿功能。也可伴有一过性失明和Horner征。

2. 大脑中动脉闭塞

由于大脑中动脉供血区是缺血性脑血管病最常累及的地方，发生的临床征象取决于累及的部位。

（1）大脑中动脉主干闭塞

发生在大脑中动脉发出豆纹动脉的近端。因为整个大脑中动脉供血区域全部受累，此为该动脉闭塞发生脑血管病中最为严重的一种。主干闭塞的临床表现是引起病灶对侧偏瘫、偏身感觉障碍和偏盲，优势半球侧动脉主干闭塞可有失语、失写、失读。如梗死面积大时，病情严重者可引起颅内压增高、昏迷、脑疝，甚至死亡。

（2）大脑中动脉深支或豆纹动脉闭塞

可引起病灶对侧偏瘫，一般无感觉障碍或同向偏盲，优势半球受损，可有失语。

（3）大脑中动脉各皮质支闭塞

可引起病灶对侧偏瘫，以面部及上肢为重，优势半球可引起运动性失语、感觉性失语、失读、失写、失用，非优势半球可引起对侧偏侧忽略症等体象障碍。

3. 大脑前动脉闭塞

大脑前动脉闭塞并不多见，可能因为来自颅外或心脏的栓子更倾向进入管径大、血流大的大脑中动脉。一侧大脑前动脉近端闭塞时，如前交通动脉循环良好，可无症状。前交通动脉后闭塞时可有：

（1）皮质支闭塞：产生病灶对侧下肢的感觉及运动障碍，伴有尿潴留。

（2）深穿支闭塞：可致病灶对侧中枢性面瘫、舌肌瘫及上肢瘫痪，亦可发生情感淡漠、欣快等精神障碍及强握反射。

4. 大脑后动脉闭塞

大脑后动脉闭塞引起对侧视野的同向偏盲，但黄斑视觉保留，因为双支动脉（大脑中、后动脉）供应支配黄斑的皮质，同大脑中动脉区域的梗死引起的视觉缺损不同，大脑后动脉引起的更加严重。

（1）皮质支闭塞：主要为视觉通路缺血引起的视觉障碍，病灶对侧同向偏盲或上象限盲。

（2）深穿支闭塞：出现典型的丘脑综合征，病灶对侧半身感觉减退伴丘脑性疼痛，对侧肢体舞蹈样徐动症等。此外，在中脑水平的大脑后动脉闭塞可引起的视觉障碍，包括垂直凝视麻痹、动眼神经麻痹、核间型眼肌麻痹和垂直眼球分离。当大脑后动脉闭塞累及优势半球枕叶皮质时，患者表现为命名性失语。

5. 基底动脉闭塞

由于基底动脉主要供应脑干、小脑、枕叶等的血液，所以该动脉发生闭塞的临床症状较复杂。

常见症状为眩晕、眼球震颤、复视、交叉性瘫痪或交叉性感觉障碍、肢体共济失调。若基底动脉主干闭塞则出现四肢瘫痪、眼肌麻痹、瞳孔缩小，常伴有面神经、展神经、三叉神经、迷走神经及舌下神经的麻痹及小脑症状等，严重者可迅速昏迷、中枢性高热、去脑强直、消化道出血，甚至死亡。椎-基底动脉因部分阻塞引起脑桥腹侧广泛软化，则临床上可产生闭锁综合征，表现为患者四肢瘫痪，面无表情，缄默无声，不能讲话，但意识清楚，能听懂人们的讲话，并以眼球活动示意理解。

6. 小脑后下动脉闭塞

小脑后下动脉主要供应延髓背外侧血液，当闭塞时可引起延髓外侧部综合征（Wallenberg综合征），表现为眩晕、恶心、呕吐、眼震，同侧面部感觉缺失，同侧 Horner 综合征，吞咽困难、声音嘶哑、同侧肢体共济失调，对侧面部以下痛、温觉缺失。小脑后动脉的变异性较大，故小脑后下动脉闭塞所引起的临床症状较为复杂和多变，但必须具备 2 条基本症状即一侧后组脑神经麻痹以及对侧痛、温觉消失或减退，才可诊断。

（三）临床表现类型

根据脑梗死发生的速度、程度，病情是否稳定以及严重程度，将脑梗死分为以下 5 种类型。

1. 完全型脑梗死

指脑缺血 6 小时内病情即达到高峰，常为完全性偏瘫，一般病情较重。

2. 进展型脑梗死

指缺血发作 6 小时后，病情仍在进行性加重，此类患者占 40% 以上。造成进展的原因很多，如血栓的扩展、其他血管或侧支血管阻塞、脑水肿、高血糖、高温、感染、心肺功能不全、电解质紊乱，多数是由于前两种原因引起。

3. 缓慢进展型脑梗死

起病 2 周内症状仍在进展。

4. 稳定型脑梗死

发病后病情无明显变化者，倾向于稳定型脑卒中，一般认为颈内动脉系统缺血发作 24 小时以上，椎 - 基底动脉系统缺血发作 72 小时以上者，病情稳定，可考虑稳定型脑卒中。此类型脑卒中，脑 CT 扫描所见梗死灶常与临床表现相符，提示脑组织已经有了不可逆的病损。

5. 可逆性缺血性神经功能缺损（RIND）

是指缺血性局灶性神经动能障碍在 24～72 小时才恢复，最迟在 4 周之内完全恢复者，不留后遗症，脑 CT 扫描没有相应部位的梗死病灶。

六、并发症

（一）肺部感染

肺部感染是主要并发症之一，重症卧床患者常合并肺部感染。

（二）上消化道出血

上消化道出血是脑血管病的严重并发症之一，即应激性溃疡。发生机制为下视丘和脑干病变所致，现在认为与视丘下前部、后部、灰白结节及延髓内迷走神经核有关。自主神经中枢在视丘下部，但其高级中枢在额叶眶面、海马回及边缘系统，消化道出血的机制与上述部位原发或继发的病灶有关。

（三）褥疮

褥疮主要是躯体长期不变动体位，而致局部皮肤及组织受到压迫时间过长而发生缺血、坏死的一系列表现。脑血管病患者，由于高龄患者较多，肢体瘫痪，长期卧床，活动不便，容易对于骨隆起等部位压迫，使局部组织缺血及缺氧。

（四）脑血管病后抑郁症和焦虑反应

脑血管病后抑郁是脑血管病较为常见的情感障碍，临床应予以高度重视。

1. 抑郁反应的特征性症状

（1）心情不好，心境悲观，自我感觉不佳。

（2）睡眠障碍，失眠、多梦或早醒。

（3）食欲减退，不思饮食。

（4）兴趣和愉快感丧失，对任何事情均动力不足，缺乏活力。

（5）生活不能自理，自责自罪，消极想死。

（6）体重迅速下降。

（7）性欲低下，甚至没有性欲。

2. 焦虑反应的特征性症状

（1）持续性紧张不安和忧虑的心境。

（2）同时有心理症状，如注意力不集中、记忆力下降，对声音敏感和容易激惹。

（3）同时有躯体症状，包括交感神经兴奋症状，如血压升高、心跳加快、胸闷、呼吸加快、烦躁、坐卧不宁等和副交感神经兴奋的症状，如多尿、胃肠活动增加而致腹泻。

七、实验室检查

（一）脑脊液检查

目前一般不做脑脊液检查，同时脑脊液检查也不作为缺血性脑血管病的常规检查。多数脑梗死患者脑脊液正常，如梗死面积大、脑水肿明显者压力可增高，少数出血性梗死者可出现红细胞增多，后期可有白细胞及细胞吞噬现象。

（二）血尿便常规及生化检查

血尿便常规及生化检查主要与脑血管病危险因素如高血压、糖尿病、高血脂、心脏病、动脉粥样硬化等相关。

八、其他辅助检查

（一）脑 CT 扫描

脑梗死的脑 CT 扫描的主要表现为病灶区低密度、局部组织肿胀、致密动脉影。

1. 病灶区低密度

是脑梗死重要的特征性表现，此征象可能系脑组织缺血性水肿所致。

2. 局部脑组织肿胀

表现为脑沟消失，脑池、脑室受压变形，中线结构向对侧移位，即脑 CT 扫描显示有占位效应。此征象可在发病后 4～6 小时观察到。

3. 致密动脉影

为主要脑动脉密度增高影，常见于大脑中动脉。发生机制是由于血栓或栓子较对侧或周围脑组织密度高而衬托出来。部分患者在缺血 24 小时内可出现。

（二）脑 MRI 检查

脑 MRI 检查能较早期发现脑梗死，特别是脑干和小脑的病灶。T1 和 T2 弛豫时间延长，加权图像上 T1 在病灶区呈低信号，T2 呈高信号，脑 MRI 检查能发现较小的梗死病灶，脑 MRI 弥散成像能反映新的梗死病变。MRI 在缺血性脑梗死早期诊断和鉴别诊断的评价中已显示出优势，近年来超导高档 MRI 设备投入临床应用，基于平面回波（EPI）技术的 MRI 弥散加权成像（DWI）及血流灌注加权成像（PWI）的应用，对脑梗死的早期诊断，甚至在急性脑梗死区血流灌注变化以及病理生理过程的相关性研究，都取得了一定进展。

（三）数字造影血管减影术（DSA）、磁共振血管成像（MRA）、经颅多普勒超声检查

DSA、MRA、经颅多普勒超声检查的主要目的是寻找脑血管病的血管方面的病因。经颅多普勒超声检查价格便宜、方便，能够及早发现较大的血管（如大脑前动脉、大脑中动脉、大脑后动脉及基底动脉等）的异常。脑 MRA 检查简单、方便，可以排除较大动脉的血管病变，帮助了解血管闭塞的部位及程度。DSA 能够发现较小的血管病变，并且可以及时应用介入治疗。

九、诊断

中老年人既往有高血压、糖尿病、心脏病史等，于安静休息时出现神经系统定位体征如偏瘫、失语等局灶性神经功能障碍，或其他脑局灶性症状，一般无明显的意识障碍，应考虑脑梗死的可能，需及时做脑 CT 扫描或脑 MRI 检查，有助于确诊。

十、鉴别诊断

（一）脑出血

脑出血多在活动时或情绪激动时发病，多数有高血压病史而且血压波动较大，起病急，头痛、呕吐，意识障碍较多见，脑 CT 扫描可见高密度出血灶。

（二）脑肿瘤

缓慢进展型脑梗死应注意与脑肿瘤鉴别，原发脑肿瘤发病缓慢，脑转移肿瘤发病有时与急性脑血管病相似，应及时做脑 CT 扫描，如果脑肿瘤与脑梗死不能鉴别，最好做脑 MRI 检查，以明确诊断。

十一、治疗

（一）急性脑梗死的治疗原则

1. 综合治疗及个体化治疗：在疾病发展的不同阶段，针对不同病情、病因采取有针对性的综合治疗和个体化治疗措施。

2. 积极改善和恢复缺血区的血液供应，促进脑微循环，阻断和终止脑梗死的病理进程。

3. 预防和治疗缺血性脑水肿。

4. 急性期应早用脑细胞保护治疗，可采取综合性措施，保护缺血周边半暗带的脑组织，避免病情加重。

5. 加强护理和防治并发症，消除致病因素，预防脑梗死再发。

6. 积极进行早期规范的康复治疗，以降低致残率。

7. 其他：发病后 12 小时内最好不用葡萄糖液体，可用羟乙基淀粉（706代血浆）或林格液加三磷酸腺苷（ATP）、辅酶 A 及维生素 C 等，避免在急性期用高糖液体加重酸中毒和脑损害。

（二）急性期一般治疗

急性期应尽量卧床休息，加强皮肤、口腔、呼吸道及大小便的护理。注意水、电解质的平衡，如起病 48～72 小时后仍不能自行进食者，应给予鼻饲流质饮食以保障营养供应。应当把患者的生活护理、饮食、其他合并症的处理摆在首要的位置。另外，大多数患者、患者亲友及部分医务人员期望的是有更好的药物使患者早日康复，而忽视了其他治疗方面，如患者的饮食。由于部分脑梗死患者在急性期生活不能自理，甚至吞咽困难，若不给予合理的营养支持，能量代谢会很快出现问题，这时，即使治疗用药再好，也难以收到好的治疗效果。

（三）脑水肿的治疗

1. 甘露醇
临床常用 20% 的甘露醇高渗溶液。甘露醇是最常用的、有效的脱水剂之一。脑梗死范围大或伴有出血时，常有病灶周围的脑水肿，近年来发现甘露醇还有较强的自由基清除作用。依病情选用20%的甘露醇125～250mL，每6～8小时1次，静滴的速度要快，最好是静脉推注，要求在15～30min内注完250mL 20%的甘露醇，太慢起不到降颅压的作用。甘露醇用量不宜过大，一般控制在1000mL/d以下，对于老年患者或肾功能欠佳的患者，应控制在750mL/d以下，并分4～6次给药。一般应用3～5天后应减少剂量，使用时间以7～10天为宜。近年来多数学者认为，除用于抢救脑疝外，快速小剂量输入（125mL）可获得与一次大剂量输入类似的效果。应用甘露醇期间要密切监控患者的肾功能变化，注意监控水、电解质变化。

2. 10%甘果糖（甘油果糖）

10%甘果糖可通过高渗脱水而发生药理作用，还可将甘油代谢生成的能量得到利用，进入脑代谢过程，使局部代谢改善，通过上述作用，能降低颅内压和眼压，消除脑水肿，增加脑血容量和脑耗氧量，改善脑代谢。

用量：一般为10%甘果糖250～500mL缓慢静点。甘果糖注射液降颅压高峰出现时间比甘露醇晚，故在抢救急性颅内高压如脑疝的情况下，首先还是推荐使用甘露醇。但是甘果糖降压持续时间比甘露醇长约2小时，并具有无反跳现象、对肾功能损害少和对电解质平衡干扰少的特点，更适用于慢性高颅压、肾功能不全或需要较长时间脱水的患者。

3. 利尿性脱水剂

利尿性脱水剂，如呋塞米（速尿）、利尿酸钠，可间断肌内或静脉注射。对于脑水肿引起颅内压增高的利尿药，要求作用迅速、强效，在各类利尿药中以髓袢利尿药如呋塞米（呋喃苯胺酸）应用最多。常用呋塞米（速尿）20～40mg，肌注或缓慢静脉滴注，1～1.5小时后视情况可重复给药。注意水、电解质紊乱和对其他代谢的影响。另外注意呋塞米能抑制肾脏排泄庆大霉素、头孢菌素和地高辛，当与前两者合用时，可增加其肾脏和耳毒性，在肾功能衰弱时，此相互作用更易发生。

4. 肾上腺皮质激素

肾上腺皮质激素在临床应用的主要是糖皮质激素，如氢化可的松、可的松等，其分泌和生成受促肾上腺皮质激素（ACTH）调节。具有抗炎作用、免疫抑制作用、抗休克作用。其中地塞米松抗脑水肿作用最强，特别对血管源性脑水肿，属于长效糖皮质激素，半衰期<300分钟，半效期36～54小时，

常用量 10~15mg，加入葡萄糖液中或甘露醇中静点。

5. 人血白蛋白

人血白蛋白是一种中等相对分子质量的胶体，在产生胶体渗透压中起着重要作用，有利于液体保留在血管腔内。具有增加循环血容量和维持血浆渗透压的作用。每 5g 人血白蛋白在维持机体内的胶体渗透压方面，约相当于 100mL 血浆或 200mL 全血的功能。急性脑血管病用人血白蛋白治疗提高了人体胶体渗透压，提高胶体渗透压可以作为治疗脑梗死和脑出血的中间环节，同时又有降低颅内压的作用。

（四）急性期溶栓治疗

循证医学已证实溶栓治疗应作为急性脑卒中超早期治疗的首选方法。血栓和栓塞是脑梗死发病的基础，因而理想的方法是使缺血性脑组织在出现坏死之前，恢复正常的血流。脑组织早期获得脑血流的重新灌注，可减轻缺血程度，避免神经细胞及其功能的损害。近年来，通过国内外大量的临床研究证实，在血液稀释、血管扩张、溶栓等治疗中，溶栓治疗成为急性脑梗死最理想的治疗方法。选择溶栓的时间窗和适应证等是目前重点研究的课题之一。动物实验大鼠为 4 小时左右，猴为 3 小时，人也应该是 3 小时左右。一般文献报道发病后 6 小时内是溶栓的时间窗。另外，由于溶栓药物的应用带来了严重出血的危险，是否具备有经验的专科医生、良好的影像学设备及监护抢救措施亦非常重要。北京医科大学第一医院用尿激酶（UK）经静脉对 43 例急性脑梗死患者进行了观察，并制订了一个初步的入选标准，结果表明，静脉溶栓治疗急性脑梗死是较安全的。无论是动脉溶栓还是静脉溶栓，要严格掌握适应证和禁忌证。

1. 适应证

（1）尽早开始溶栓治疗，至少在症状发生的 46 小时内可以预防大面积脑梗死，挽救缺血半暗区和低灌注状态。

（2）年龄<75 岁。

（3）无意识障碍，但对基底动脉血栓，由于预后差即使昏迷也不禁忌。

（4）脑 CT 扫描排除脑出血，且无神经功能缺损相对应的低密度区。

（5）溶栓治疗可以在发病后 6 小时以内进行，若是进展性卒中可以延长到 12 小时以内进行。

（6）患者家属需签字同意。

2. 禁忌证

（1）单纯性共济失调或感觉障碍。

（2）临床神经功能缺损很快恢复。

（3）活动性内出血或出血性素质和出血性疾病，凝血障碍性疾病，低凝状态。

（4）口服抗凝药物及凝血酶原时间>15秒者，或48小时内用过肝素，且活化部分凝血活酶时间延长，低蛋白血症。

（5）颅内动脉瘤、动静脉畸形、颅内肿瘤、蛛网膜下隙出血、脑出血。

（6）6个月内有过脑血管病史，但无明显肢体瘫痪的腔隙性梗死不受影响。6周内做过大手术或有严重创伤。

（7）治疗前血压明显增高，收缩压>24kPa（180mmHg），或者舒张压>14.66kPa（110mmHg）。

（8）其他：曾发生过脑出血或出血性脑梗死者；3周内有胃肠道及泌尿系出血，或活动性肺结核者；月经期、妊娠期、产后10天以内；严重的肝、肾功能障碍者；血小板计数<100×10^9/L者；溶栓药物过敏者；急性、亚急性细菌性心内膜炎患者。

3. 溶栓常用的药物

（1）尿激酶（UK）

目前临床试验结果证实尿激酶是一种有效、安全的溶栓制剂。尿激酶用量各地报道不一致，急性溶栓常用量一般报道50万～75万单位的较多，加入生理盐水250mL中静滴。用药期间应做凝血功能的监测，以防出血。也有报道静脉给药：50万～150万单位加生理盐水100～200mL，静脉滴注，2小时内滴完。最初半小时可快速给予50万～100万单位，临床症状明显改善时，放慢静滴速度。动脉给药一般为50万～70万单位。对严重高血压（血压>180/110mmHg，1mmHg=0.133kPa）、消化道溃疡、活动性肺结核、出血性疾病、手术及外伤史患者禁用。

（2）蛇毒治疗

现临床应用的蛇毒制剂很多，有安克洛酶（ancrod）、巴曲酶（batroxobin）、蝮蛇抗栓酶、蛇毒抗栓酶3号、去纤酶（降纤酶）和蝮蛇抗栓酶（清栓酶）等。本类药物不良反应甚微，使用相对安全。去纤酶（降纤酶）为新型强力单成分溶血栓微循环治疗剂，具有增强纤溶系统活性、降低血浆纤维蛋白原浓度、降低血液黏度、减少血小板聚集作用，能快速溶栓，使心、脑缺血部位恢复功能，达到治疗和防止复发的效果。

常用去纤酶（降纤酶）注射剂首次 10 单位加生理盐水 250mL。静滴 90min 以上，以后隔天或每天静滴 1 次，5 单位 / 天，连用 2 次，1 个疗程 5 天，不合并应用其他抗凝、溶栓、抑制血小板聚集药物。能溶解血栓，改善梗死灶周围缺血半暗区的血液供应，减轻神经细胞的损伤过程，从而使临床症状与体征好转或消失。同时还具有降低血黏度，抑制红细胞聚集，抑制红细胞沉降，增强红细胞的血管通透性及变形能力，降低血管阻力，改善微循环作用。

（3）阿替普酶（alteplase）

阿替普酶溶栓治疗，3 个月后的总疗效为 30%～50%，痊愈者为 12%，颅内出血的并发症约 6%。目前认为溶栓治疗加上脑保护剂是急性缺血性卒中的最佳治疗方案。阿替普酶溶栓治疗应在神经科医师的指导下于发病后 3 小时内在急诊监护条件下进行。一些慎重选择的病例可以延长到 12 小时以内，基底动脉梗死治疗时间窗可以适当延长。

欧洲最新推出的脑保护剂芦贝鲁唑（lubeluzole）被认为是疗效可靠的药物。动物实验证实芦贝鲁唑有细胞内 NO 调节作用、钠 / 钙通道调节作用、γ- 氨基丁酸（GABA）激动剂和 N- 甲基 -D- 天冬氨酸（NMDA）受体拮抗药作用。

4. 并发出血的主要原因

并发出血的主要原因有：①溶栓治疗的时间较晚，超过 6～12 小时；②溶栓治疗前有明显的高血压，一般收缩压＞24kPa（180mmHg）或者舒张压＞14.66kPa（110mmHg）；③脑 CT 扫描显示有与神经功能缺损相对应的低密度区；④溶栓药物剂量过大。

5. 超声溶栓

随着超声波生物学效应的研究不断深入，近年超声溶栓技术越来越引起人们的重视。1976 年 Trubstein 首次使用血管内高频超声溶栓获得成功。之后关于超声腔内消融血栓的研究越来越多。在一项包括 126 例患者的前瞻性多中心随机对照研究［即经颅超声与组织型纤溶酶原激活物（t-PA）联合溶栓试验（CLOTBUST）］中，将患者分为试验组和对照组，试验组除给予

t-PA 静脉溶栓外，同时将 2MHz 经颅多普勒超声探头置于梗死动脉区域，对照组仅给予 t-PA 静脉溶栓。结果显示，超声组溶栓后 2 小时血管完全再通率或临床完全康复率显著高于对照组。但经颅低频超声介导的脑缺血溶栓研究（TRUMBI）报道，在 t-PA 与超声联用溶栓的患者中，不典型脑出血的发生率更高，而早期再通率及 3 个月的临床预后并无明显提高。另有研究显示，应用微气泡结合经颅超声和溶栓药可提高临床溶栓效果，并显示出很好的前景，但最佳的技术方法、适应证和禁忌证仍未明确界定。

（五）抗凝治疗

抗凝剂对早期的脑梗死具有一定的治疗作用，可用于不完全性缺血性卒中，尤其是椎 - 基底动脉血栓。抗凝治疗是通过抗凝血药物干扰凝血过程中的某一个或某些凝血因子而发挥抗凝作用。

对于动脉性血栓形成目前试用抗血小板药进行预防，对于刚形成的血栓，还可用纤维蛋白溶解药进行治疗。凡有出血倾向、溃疡病史、严重高血压、肝肾疾病及年龄过大者忌用。

常用药有：肝素钙（低分子肝素），皮下注射，1～2 次 / 天。双香豆素，前 2 天与肝素合用，第 1 天用 100～200mg，分 2～3 次口服，以后维持量为 25～75mg，1 次 / 天。肠溶阿司匹林 50～75mg，1 次 / 天。其他药物尚有华法林、醋硝香豆素（新抗凝片）等。原则上使用这类药物应使凝血酶原时间保持在正常值的 2～2.5 倍，每疗程不应少于 3～6 个月。治疗期间如发生出血时，应即停用，并予维生素 K 治疗。

（六）中药治疗

目前，国内急性脑梗死（ACI）治疗的常用中药有安宫牛黄丸、川芎、丹参、葛根素、红景天、华佗再造丸、银杏叶、脑心通、通心络等 100 多种。药理学研究表明中药能扩张心脑血管，抑制血小板集聚，促进血液循环，防御缺血再灌注损伤，具有保护神经、增加缺血脑组织对缺氧的耐受性等作用。但是，对国内 22 种中药 191 个随机病例对照试验进行荟萃分析，发现这些试验在方法学上有明显的质量问题，虽然每个试验结果均报道对神经功能损害有明显改善，不良反应小，但证据不可靠。关于中成药的安全性和有效性，几乎没有英文报道，Feigin 也认为中成药多数是复方制剂，不了解发挥作用的成分，缺乏多中心随机双盲安慰剂对照分析，疗效和安全性缺乏客观数据。

（七）脑梗死和颈内动脉狭窄的介入疗法

脑血管病的介入治疗又称为神经外科疾病的血管内治疗。它是借助于具有高清晰、高分辨率的 DSA，在电视导向下，将小导管送至脑内病变处，进行检查、诊断及治疗，目前应用的导管可细微到直径 4mm，称之微导管，通过导管进行栓塞、溶解、扩张等各项治疗。随着该项技术的应用，开辟了对脑血管及脊髓血管病诊治的新途径。

介入治疗具有不开颅、创伤小、痛苦少、恢复快的特点，并且，对一些疾病可以达到外科手术难以达到的治疗效果，因此，越来越受到医生的重视和患者的欢迎。同时，随着新技术、新材料的不断发展，介入医学的应用范围愈来愈广，同时也更安全更可靠。对于闭塞性脑血管病，如 ACI 引起的偏瘫、颈动脉或椎 - 基底动脉狭窄所致 TIA 及 RIND、视网膜中央动脉或中央静脉闭塞引起的视力减退、静脉窦血栓性形成引起的颅内压增高等，均可通过血管内的介入治疗得以改善，介入治疗的方法分溶栓、血管成形术或支架置入，根据病变选择不同的治疗方法。

（八）其他治疗措施

1. 急性期血压的调控

脑梗死急性期的血压调控并非一个简单的问题，必须认真对待。对血压严密的监测，适度、慎重的调控，合理的个体化治疗，对于降低脑梗死患者的病死率，减轻致残和防止复发均有重要意义。

有关脑梗死急性期的血压调控，虽然目前没有统一的标准，大多主张应遵循慎重、适度的原则。梗死急性期的血压增高，对于大部分患者无需急于进行降血压治疗，应严密观察病情变化。对于血压高首先要分清血压是持续性增高还是暂时性的改变。主要通过：①询问病史了解患者是否既往有高血压病史；②临床上寻找有无靶器官损害的依据，包括高血压性视网膜病变、心电图或超声心动图提示左心室肥大、肾功能损害导致的蛋白尿等。对于无高血压病的患者，短暂性血压增高无需采取干预血压的措施，主要是对症处理。如果存在明显颅内压增高的情况，可以通过积极脱水降颅压的方法治疗。适当给予镇静药，缓解患者紧张情绪，对于部分紧张性高血压有效。一般情况下，这类患者的血压只要能维持在 21.33～12kPa（160/90mmHg）以内即可。

　　2. 血管扩张药的使用

　　一般认为发病后 24 小时内，即脑水肿出现前应用血管扩张药能改善局部缺血，防止梗死的发展。但多数学者认为血管扩张药物反而使颅内盗血现象加重，故不主张急性期应用，仅用于脑梗死的恢复期。但对症状轻微，梗死灶小，无明显脑水肿或起病 3 周以后的病例可以应用。

　　常用药物有：烟酸 200～300mg 或盐酸罂粟碱 30～90mg 加入葡萄糖或低分子右旋糖肝中静脉滴注，1 次 / 天，约 1 周为 1 疗程。其他尚有曲克芦丁（维脑路通）、己酮可可碱、倍他司汀（培他定）等。

　　3. 神经保护剂

　　（1）钙通道阻滞药

　　脑梗死发生后由于脑组织缺血、缺氧，病灶内神经细胞处于钙超载状态，应用钙通道拮抗药能阻止过多的钙流入胞浆和线粒体，能减轻超载状态防止细胞死亡，可以减轻脑血管平滑肌的痉挛，改善脑微循环，增加脑血流供应。

　　常用的药物如尼莫地平，发病 12～18 小时内开始应用，4～8mg 加入 5% 葡萄糖 500mL 中静滴，每日 1 次。尼莫地平（尼莫通）50mL 与 5% 葡萄糖 500mL 或生理盐水 500mL，以 1：4 的速度静点，每日 1 次。或者尼莫地平，20～40mg，每日 3～4 次口服。桂利嗪（脑益嗪），25mg，每日 3 次口服。氟桂利嗪（氟桂嗪）5～10mg，每晚 1 次口服。低血压、颅内压增高者慎用。

　　（2）兴奋性氨基酸受体拮抗药

　　有报道镁盐可减少缺血性脑梗死的范围。

　　（3）GABA 受体激动药

　　GABA 是脑内主要的抑制性神经递质，与主要的兴奋性递质谷氨酸相抗衡，即缺血时 GABA 能抑制机体受损，而刺激 $GABA_A$ 受体激动药蝇蕈醇（Muscimol）或与地佐环平（MK-801）合用均能有效对抗脑缺血损伤。

　　（4）自由基清除剂

　　自由基超氧化物、过氧化氢和羟自由基的形成将导致脂质膜的过氧化损伤、蛋白质氧化和 DNA 损伤。所以自由基清除剂理论上可保护脑缺血损伤。动物实验证实有效的自由基清除剂有：谷胱甘肽过氧化酶、过氧化氢酶、维生素 E、甘露醇、铜锌超氧化物歧化酶（CuZn-SOD）、锰超氧化物歧化酶

（Mn-SOD）等。

（5）神经营养因子

脑缺血损伤后大量神经保护因子的基因表达增加。如神经营养因子（NTF）、神经生长因子（NGF）、转化生长因子（TGF）等，它们在缺血的自我保护中起保护作用。

4. 血液稀释疗法

血液稀释治疗缺血性脑血管病的治疗机制主要在于迅速增加局部脑血流量，促进缺血区功能恢复。

临床上血液稀释可以分为高容积（用扩容剂）及等容积（放血及补液）两种方法。过去常用的右旋糖酐40（低分子右旋糖酐）静滴属高容稀释，可增加脑血流量，缺点是可增加颅内压及心排血量，有颅内压增高者及心功能不全者禁用。

（九）康复治疗

宜早期开始，病情稳定后，积极进行康复知识和一般训练方法的教育，并注意患肢体位。

1. 卧位

上肢应处于轻外展位，肘轻屈，肩胛处、前臂和手用枕头支托，掌心向上，使前臂保持旋后位，防止肩胛骨后撤。下肢骨盆、臀部用枕头支托，防止下肢外旋和骨盆后坠，下肢伸肌张力高的患者，应采取侧卧位。

2. 患侧卧位

患侧肩部向前伸，肘伸展，掌心向上，如果手指屈曲，肌张力高，大拇指与其他4指用布卷或纸卷隔开。下肢稍屈曲，脚掌与小腿尽量保持垂直。

3. 健侧卧位

患侧上肢下垫一枕头，上肢伸直，掌心向下，手腕略微抬起。

鼓励患者树立恢复生活自理的信心，配合医疗和康复工作，争取早日恢复，同时辅以针灸、按摩、理疗等，以减少病残率，提高生存质量。

关于康复锻炼的实施，可以在医生的指导下尽早适度进行瘫痪肢体等神经功能缺损的康复锻炼，即对患肢近端和远端进行按摩，帮助患肢关节做被动关节活动训练。根据病情鼓励患者多用患肢，并鼓励患者用健手帮助患手锻炼。逐渐进行翻身训练，坐位训练，站立训练，行走训练。手的功能训练，借助于运动器械训练，反复练习。

研究表明康复锻炼患者明显优于没有进行康复锻炼的患者。说明脑血管病患者早期康复治疗可以明显提高治愈率和好转率，疗效以轻、中型为显著，重型患者也较康复前有明显进步。

（十）脑血管病的卒中单元（stroke unit）治疗模式

1. 什么是卒中单元

卒中单元是一种卒中治疗的管理模式，是指为卒中患者提供相关的系统性药物治疗、肢体康复、语言训练、心理康复和健康教育。卒中单元的核心工作人员包括临床医生、专业护士、物理治疗师、职业治疗师、语言训练师和社会工作者。

从以上概念可以把卒中单元的特点概括为：

（1）针对住院的卒中患者，因此它不是急诊的绿色通道，也不是卒中的全程管理，只是患者住院期间的管理。

（2）卒中单元不是一种疗法，而是一种病房管理系统，在这个系统中并不包含新的治疗方法。

（3）这个新的病房管理体系应该是一种多元医疗模式（multidisciplinary care system），也就是多学科的密切合作。

（4）患者除了接受药物治疗，还应该接受康复和健康教育。但是，卒中单元并不等于药物治疗加康复治疗，它是一种整合医疗（integrated care）或组织化医疗（organized care）的特殊类型。

（5）卒中单元体现了对患者的人文关怀，体现了以人为本，它把患者的功能预后以及患者和家属的满意度作为重要的临床目标，而不像传统病房的治疗只强调神经功能的恢复和影像学的改善。

2. 卒中单元可分为以下4种基本类型

（1）急性卒中单元（acute stroke unit）

急性卒中单元收治急性期的患者，通常是发病1周内的患者，在这种卒中单元中强调监护，患者住院数天，一般不超过1周。

（2）康复卒中单元（rehabilitation stroke unit）

康复卒中单元收治发病1周后的患者，由于病情稳定，更强调康复。患者住院数周，甚至数月。

（3）联合卒中单元（combined acute and rehabilitation stroke unit）

联合卒中单元也称完善卒中单元（comprehensive stroke unit），联合急性和康复卒中单元的共同功能。收治急性期患者，但住院数周，如果需要，可延长至数月。

（4）移动卒中单元（mobile stroke unit）

移动卒中单元也称移动卒中小组（mobile stroke team），此种模式中没有固定的病房，患者收治到不同病房，由多学科医疗小组去查房和制定医疗方案，因此没有固定的护理队伍。也有学者认为，此种形式不属于卒中单元，只是卒中小组（stroke team）。

3. 所有卒中患者都应该接受卒中单元治疗

卒中单元是卒中医疗的常见方式，建立卒中单元不是一件困难的事情，因此有必要强调所有的患者都必须收治到卒中单元进行治疗。

为了推行卒中单元，各个国家的卒中指南都强调了急性期患者应该收入卒中单元，其中近年出版的英国皇家医学会指南（2000年）、欧洲卒中促进会指南（2000年）、美国卒中协会指南（2003年）尤其强调收治（如卒中单元、康复早期介入、多元医疗小组）的必要性。

2002年我国启动的北京组织化卒中医疗工程（Beijing Organized Stroke Care System，BOSCS）项目的运行，将会极大促进我国卒中医疗水平的提高和向国际体系靠近。

十二、预后

脑梗死比脑出血的病死率低而致残率高。随年龄增长病死率明显上升，平均病死率为25%左右（10%～47%）。常见死因是脑疝、多器官衰竭、继发感染及心肺功能不全。幸存者中病残率亦较高，大约20%的幸存者在1～2年内再次复发。

十三、预防

针对可能的病因，积极预防。加强对动脉粥样硬化、高脂血症、高血压、糖尿病等疾病的防治。

（一）对于高血压患者，应将血压控制在一个合理水平。因为血压过高，易使脑内微血管瘤及粥样硬化的小动脉破裂出血；而血压过低，脑供血不全，微循环淤滞时，易形成脑梗死。所以应防止引起血压急剧降低，脑血流缓慢，血黏度增加，以及血凝固性增高的各种因素。

（二）积极治疗 TIA。

（三）讲究精神心理卫生，许多脑梗死的发作，都与情绪激动有关。

（四）注意改变不良生活习惯，适度的体育活动有益健康。避免不良嗜好如吸烟、酗酒、暴饮、暴食。要以低脂肪低热量，低盐饮食为主，并要补充足够优质的蛋白质、维生素、纤维素及微量元素。饮食过饱不利于健康，霉变的食品、咸鱼、冷食品，均不符合食品卫生的要求，要禁食。

（五）当气温骤变，气压、温度明显变化时，由于中老年人特别是体弱多病者，多半因不适应而患病，尤其是严寒和盛夏时老年人适应能力差，免疫能力降低，发病率及死亡率均比平时高，所以要特别小心。

（六）及时注意脑血管病的先兆，如突发的一侧面部或上、下肢突然感到麻木，软弱乏力，嘴歪，流涎；突然感到眩晕，摇晃不定；短暂的意识不清或嗜睡等。

参 考 文 献

[1] 中华医学会神经病学分会脑血管病学组急性缺血性脑卒中诊治指南撰写组. 中国急性缺血性脑卒中诊治指南 2010 [J]. 中华神经科杂志，2010，43（2）：146-153.

[2] Feigin VL. Herbal medicine in stroke:does it have a future? [J]. Stroke, 2007. 38 (6): 1734-1736.

[3] Donnan GA, Fisher M, Macleod M, et al. Stroke [J]. Lancet, 2008, 371 (9624): 1612-1623.

[4] Saqqur M, Tsivgoulis G, Molina CA, et al. Design of a prospective multi-national CLOTBUST collaboration on reperfusion therapies for stroke(CLOTBUST-PRO) [J]. Int J Stroke, 2008, 3(1):66-72.

[5] Tsivgoulis G, Alexandrov AV. Ultrasound-enhanced thrombolysis in acute ischemic stroke:potential, failures, and safety [J]. Neurotherapeutics, 2007, 4 (3):420-427.

第三章

心 肌 梗 死

心肌梗死简称心梗。心梗是指在冠状动脉病变的基础上，冠状动脉的血液中断，使相应的心肌出现严重而持久的急性缺血，最终导致心肌的坏死。发生急性心肌梗死的患者，在临床上常有持久的胸骨后剧烈疼痛、发热、白细胞计数增高、血清心肌酶升高以及心电图反映心肌急性损伤、缺血和坏死的一系列特征性演变，并可出现心律失常、休克和心力衰竭，属冠状动脉粥样硬化性心脏病（冠心病）的严重类型。

心肌梗死的原因，多数是冠状动脉粥样硬化斑块或在此基础上血栓形成，造成血管管腔堵塞所致。按照病因、病理、心电图和临床症状等不同，心肌梗死可分为各种不同的类型，除上述共有的表现外，各有其特殊性。

一、流行病学

（一）心肌梗死的地区分布

根据流行病学调查显示，心肌梗死的发病率各地报道不一，地区之间有很大差异。据国外资料显示，北美和欧洲各国心肌梗死的发病率如下：美国（508/10 万），加拿大（605/10 万），芬兰（824/10 万），英国（823/10 万），法国（314/10 万），意大利（270/10 万），澳大利亚（422/10 万）和日本（101/10 万）。即使是在同一国家的不同地区，急性心肌梗死的发病率也呈现出较大差异：西班牙吉普斯夸省的数据调查结果显示其发病率为 313/10 万；英国伍斯特市对 1975 年至 2005 年心肌梗死的总体发病率作统计所得，每 10 万人就有 66 人发病；在澳大利亚，原住民的发病率为 4030/10 万，高于非原住民；

我国急性心肌梗死的发病率为 45/10 万～55/10 万。从上述流行病学调查结果来看，发达国家心肌梗死的发病明显高于我国。这种差异的出现可能与种族、气候、生活水平、生活习惯、饮食习惯等不同有关。

（二）心肌梗死的年龄分布

在美国，每年有 96 000 例＜65 岁的女性患者被诊断为心肌梗死，占全部女性心肌梗死患者的 20%。而在 ST 段抬高型急性心肌梗死（ST elevation myocardial infarction，STEMI）患者中，女性的平均发病年龄为 74 岁，男性为 62 岁；非 ST 段抬高型急性心肌梗死（non-ST elevation myocardial infarction，NSTEMI）女性平均发病年龄为 76 岁，男性为 70 岁。国内研究显示，心肌梗死在中青年（＜60 岁）的发病率逐渐增加，中国医学科学院阜外心血管病医院对近 15 年 11 859 例心肌梗死患者年龄演变趋势作研究发现，首发和再发病例中男性平均年龄随年度增加总体呈下降趋势，再发病例中女性平均年龄则总体上升，且高峰发病年龄段 1997 年至 2008 年稳定在 65～74 岁。在哈尔滨，男性发病高峰期为 41～70 岁，女性 41～50 岁进入发病期，高峰期为 51～70 岁。天津医科大学第二医院对 1961 例心肌梗死患者调查显示，患者年龄分布呈负偏态分布，年龄跨度为 74 岁，平均发病年龄 63.31 岁。我国心肌梗死的发病年龄有年轻化的趋势，这与我国中青年精神压力大、饱餐、酗酒、过度疲劳、吸烟、运动不足、肥胖、盐敏感性、血脂异常等危险因素关系密切（与≥60 岁老年人相比）。

（三）心肌梗死的性别分布

美国一项调查发现在 235 257 例 NSTEMI 和 126 172 例 STEMI 患者中分别有女性 102 081 例（占 43%）和 17 236 例（占 37%）；西班牙吉普斯夸省的一项研究中，＜60 岁的女性心肌梗死患者首次发作后 28d 的生存率比男性高，但≥60 岁各年龄段首发心肌梗死后 5 年生存率则相反。国外另有报道，女性患者心肌梗死后 3 个月的病死率高于男性（11：5）。在欧洲，科素亚心肌梗死后生存研究（OPTIMAAL）在 7 个西欧国家（丹麦、芬兰、德国、爱尔兰、挪威、瑞典和英国）发起一个调查试验显示，心肌梗死女性患者患病平均年龄和医院病死率均高于男性。在欧洲，女性心肌梗死发病高峰年龄为 61～70 岁，发病的平均年龄比男性晚 10 岁。在我国，山东大学附属齐鲁医院研究发现，心肌梗死女性患者在院病死率比男性高出 5%（11.9%∶6.9%）；在安徽地区心肌梗死男性发病率明显高于女性，男性发病有年轻化趋势，发病年龄低于女性，但女性绝经后心肌梗死的患病例数明显升高；在太原地区，心肌梗死的男女发病比例接近 3∶1，年龄＜60 岁者比例更高；在天津市，男女患者的比例为 2.03∶1，但女性中位数年龄比男性大 6 岁，女性患者＞60岁的构成比大于男性，部分年龄组绝对病例数甚至超过男性。

从流行病学资料中，我们发现 60 岁是心肌梗死女性患者的年龄分水岭，60岁之前，男性的患病率远高于女性，一旦＞60 岁，女性患病率和病死率增幅大于男性，国内外研究显示其原因不尽相同，国外认为女性患者容易得急性高血压并缺少导管介入诊断；女性患者接受溶栓治疗较少；雌激素对心血管系统的保护作用，而老年患者绝经后卵巢合成和分泌雌激素的功能衰减，血雌二醇水平明显降低。国内则认为，女性高血压、糖尿病、高脂血症的发病率，以及Killip 心功能分级均比男性高；发病至入院时间、空腹血糖、严重心律失常和急性左心功能不全是女性急性心肌梗死患者近期死亡的独立预测因素。

二、病因

心肌梗死 90% 以上是由于冠状动脉粥样硬化病变基础上血栓形成而引起的，较少见于冠状动脉痉挛，少数由栓塞、炎症、畸形等造成管腔狭窄闭塞，使心肌严重而持久缺血达 1 小时以上即可发生心肌坏死。心肌梗死发生常有一些诱因，包括过劳、情绪激动、大出血、休克、脱水、外科手术或严重心律失常等。

（一）冠状动脉粥样硬化

冠状动脉粥样硬化不稳定粥样斑块破裂和糜烂，继而出血和管腔内血栓形成造成冠状动脉血管部分或完全急性闭塞，而侧支循环未充分建立，冠状动脉相应供血部位心肌严重而持久地急性缺血达 20～30 分钟以上，即可发生心肌梗死。这是心肌梗死发生最常见的原因，大约 70% 的致死性事件都是由斑块破裂引起。

促使斑块破裂出血及血栓形成的原因：

1. 晨起 6～12 小时交感神经活动增加，机体应激反应性增强，心肌收缩力、心率、血压增高，冠状动脉张力增高等。

2. 在饱餐特别是进食多量脂肪后，血脂增高，血液黏度增高。

3. 重体力活动、情绪过分激动、血压骤升或用力大便时，致左心室负荷明显加重。

4. 休克、脱水、出血、外科手术或严重心律失常，致心排血量骤降，冠状动脉灌流量锐减。

（二）非冠状动脉粥样硬化

偶为冠状动脉栓塞、炎症、先天畸形、痉挛和冠状动脉口阻塞所致。

诱发因素：

凡是各种能增加心肌耗氧量或诱发冠状动脉痉挛的体力或精神因素，都可能使冠心病患者发生急性心肌梗死，常见的诱因如下：

1. 过劳

做不能胜任的体力劳动，尤其是负重登楼，过度的体育活动，连续紧张的劳累等，都可使心脏的负担明显加重，心肌需氧量突然增加，而冠心病患者的冠状动脉已发生硬化、狭窄，不能充分扩张而造成心肌短时间内缺血。缺血缺氧又可引起动脉痉挛，反过来加重心肌缺氧，严重时导致急性心肌梗死。

2. 激动

有些急性心肌梗死患者是由于激动、紧张、愤怒等激烈的情绪变化诱发的。据报道，美国有一个州，平均每10场球赛，就有8名观众发生急性心肌梗死。

3. 暴饮暴食

不少心肌梗死病例发生于暴饮暴食之后，国内外都有资料说明，周末、节假日急性心肌梗死的发病率较高。进食大量含高脂肪高热量的食物后，血脂浓度突然升高，导致血黏度增加，血小板聚集性增高。在冠状动脉狭窄的基础上形成血栓，引起急性心肌梗死。

4. 寒冷刺激

突然的寒冷刺激可能诱发急性心肌梗死。这就是医生们总要叮嘱冠心病患者要十分注意防寒保暖的原因，也是冬春寒冷季节急性心肌梗死发病较高的原因之一。

5. 便秘

便秘在老年人当中十分常见，但其危害性却没得到足够的重视。临床上，因便秘时用力屏气而导致心肌梗死的老年人并不少见。所以，这一问题必须引起老年人足够的重视。

三、发病机制

冠状动脉闭塞 20～30 分钟后，受其供血心肌即因严重缺血而发生坏死，称为急性心肌梗死。大块的心肌梗死累及心室壁全层称为透壁性心肌梗死，如仅累及心室壁内层，不到心室壁厚度的一半，称为心内膜下心肌梗死。在心腔内压力的作用下，坏死的心壁向外膨出，可产生心肌破裂，或逐渐形成室壁膨胀瘤。坏死组织在 1～2 周后开始吸收，并逐渐纤维化，6～8 周形成瘢痕而愈合，称为陈旧性心肌梗死。

病理生理的改变与梗死的部位、程度和范围密切相关，可引起不同程度的心功能障碍和血流动力学改变。

主要出现左心室受累的血流动力学改变，包括心脏收缩力减弱、顺应性降低，每搏输出量和心排血量立即下降（常降至原来的 60%～80%，有休克者可降至 30%～50%）；动脉血压迅速降低，数小时后才逐渐回升；心率增快，可出现心律失常；左心室的射血分数减低，舒张末期压增高，舒张期和收缩期容量增高，射血高峰和平均射血率降低，其压力曲线最大压力随时间变化率（dp/dt）减低；周围动脉阻力开始时无改变，以后数小时由于小动脉收缩而增加，然后又恢复或减低；静脉血氧含量明显降低，动、静脉血氧差增大；心脏收缩出现动作失调，可为局部无动作（部分心肌不参与收缩）、动作减弱（部分心肌虽然参与收缩但无力）、矛盾动作（收缩期部分心肌向外膨出）和不同步（收缩程序失调）。

心脏在损失了大块有收缩力的心肌并发生收缩动作失调之后，较为正常的其他心肌必需代偿地增加收缩强度以维持循环，心脏进行重构（remodeling）。但急性心肌梗死发作时心肌严重缺血使心室作功减低，低血压又使冠状动脉灌流减少，酸中毒、全身缺氧和心律失常又进一步影响心室功能，以致心肌不能代偿，心脏扩大，甚至出现心力衰竭，先发生左心衰竭然后右心衰竭，但右心室心肌梗死时，可首先出现右心衰竭。左心室代偿性扩张或二尖瓣乳头肌梗死可致乳头肌功能失调，引起二尖瓣关闭不全，后者又可加重心力衰竭。

发生于急性心肌梗死的心力衰竭称为泵衰竭。根据 Killip 的分组，第Ⅰ级泵衰竭是左心衰竭代偿阶段，第Ⅱ级为左心衰竭，第Ⅲ级为肺水肿，第Ⅳ级为心源性休克，肺水肿和心源性休克可以同时出现，是泵衰竭的最严重阶段。

在冠状动脉粥样硬化病变的基础上并发粥样斑块破裂、出血、血管腔内血栓形成，动脉内膜下出血或动脉持续性痉挛，使管腔迅速发生持久而完全的闭塞时，如该动脉与其他冠状动脉间侧支循环未充分建立，即可导致该动脉所供应的心肌严重持久缺血，1 小时以上即致心肌坏死。在粥样硬化的冠状动脉管腔狭窄的基础上，发生心排血量骤降（出血、休克或严重的心律失常），或左心室负荷剧增（重度体力活动、情绪过分激动、血压剧升或用力排便）时，也可使心肌严重持久缺血，引起心肌坏死，饱餐（特别是进食多量脂肪时）后血脂增高、血液黏度增高，引起局部血流缓慢，血小板易于聚集而致血栓形成；睡眠时迷走神经增高，使冠状动脉痉挛，都可加重心肌缺血而致坏死。心肌梗死既可发生于频发心绞痛的患者，也可发生在原来并无症状者中。

四、发病部位

心肌梗死的发病部位与冠状动脉供血区域一致。心肌梗死多发生在左心室，其中 40%～50% 的心肌梗死发生于左心室前壁、心尖部及室间隔前 2/3，这些部位是左冠状动脉前降支供血区；30%～40% 发生于左心室后壁、室间隔后 1/3 及右心室大部，相当于右冠状动脉供血区；15%～20% 见于左冠状动脉旋支供血的左室侧壁。心肌梗死极少累及心房。

五、病理类型

根据梗死灶占心室壁的厚度将心肌梗死分为区域性心肌梗死和心内膜下心肌梗死两型。

（一）区域性心肌梗死

区域性心肌梗死（regional myocardial infarction），亦称透壁性心肌梗死（transmural myocardial infarction），累及心室壁全层，梗死部位与闭塞的冠状

动脉支供血区一致，梗死面积大小不一，多在 2.5～10cm² 之间。该型梗死远比心内膜下梗死常见。如梗死未累及全层而深达室壁 2/3 以上则称厚壁梗死。

（二）心内膜下心肌梗死

心内膜下心肌梗死（subendocardial myocardial infarction），指梗死仅累及心室壁内层 1/3 的心肌，并波及肉柱及乳头肌。常为多发性、小灶状坏死，不规则地分布于左心室四周，严重者融合或累及整个左心室内膜下心肌引起环状梗死（circumferential infarction）。

六、临床表现

（一）先兆症状

心肌梗死患者约 70% 有先兆症状，主要表现为：

1. 突然发作明显加重的心绞痛。

2. 心绞痛性质发生改变或使用硝酸甘油不易缓解。

3. 疼痛伴有恶心、呕吐、大汗或明显心动过缓。

4. 心绞痛发作时出现心功能不全。

5. 心电图显示 ST 段一时性上升或明显压低，T 波倒置或高尖，或伴有心律失常。

6. 老年冠心病患者突然出现原因不明的心律失常、心力衰竭、休克、呼吸困难或晕厥等。

心肌梗死先兆症状多在发病前 1 周，少数患者甚至提前数周出现。约 40% 的患者发生于梗死前 1～2 天。上述症状一旦发生，必须认真对待。患者首先严格卧床，保持安静，避免精神过度紧张，舌下含服硝酸甘油或硝酸甘油喷雾吸入。立刻与附近医院联系，同时做好送往医院的准备。交通工具必须能平稳转运。患者应避免运动，情况相对稳定时以担架运送。运送途中可持续或间断使用硝酸甘油，吸氧，并应嚼服一片阿司匹林（150～300mg）。

（二）症状

心肌梗死的症状随梗死面积的大小、部位、发展速度和原来心脏的功能情况等而轻重不同。

1. 疼痛

疼痛是最先出现的症状，疼痛部位和性质与心绞痛相同，但常发生于安静或睡眠时，疼痛程度较重，范围较广，持续时间可长达数小时或数天，休息或含用硝酸甘油多不能缓解，患者常烦躁不安、出汗、恐惧，有濒死感。

在我国，1/6～1/3 的患者疼痛的性质及部位不典型，如位于上腹部，常被误认为胃溃疡穿孔或急性胰腺炎等急腹症；位于下颌或颈部，常被误认为骨关节病；部分患者无疼痛，多为糖尿病患者或老年人，一开始即表现为休克或急性心力衰竭；少数患者在整个病程中都无疼痛或其他症状，而事后才发现得过心肌梗死。

2. 全身症状

全身症状主要是发热，伴有心动过速、白细胞计数增高和红细胞沉降率增快等，由坏死物质吸收所引起。一般在疼痛发生后 24～48 小时出现，程度与梗死范围常呈正相关，体温一般在 38℃上下，很少 >39℃，持续 1 周左右。

3. 胃肠道症状

约有 1/3 的疼痛患者，在发病早期伴有恶心、呕吐和上腹胀痛，与迷走神经受坏死心肌刺激和心排血量降低组织灌注不足等有关。肠胀气也不少见，重症者可发生呃逆。

4. 心律失常

见于 75%～95% 的患者，多发生于起病后 1～2 周内，尤其 24 小时内。以室性心律失常为最多，尤其是室性期前收缩。如室性期前收缩频发（5 次 / 分钟以上），成对出现，心电图上表现为多源性或落在前一心搏的易损期时，常预示即将发生室性心动过速或心室颤动。加速的心室自主心律时有发现，其心室率在 50～100 次 / 分钟之间，可与窦性心律形成等频率分离或融合，亦可产生心房的逆向传导，多数历时暂短可以自行消失。各种程度的房室传导阻滞和束支传导阻滞也较多，严重者发生完全性房室传导阻滞。室上性心律失常加室上性心动过速、心房扑动、心房颤动等则较少，多发生在心力衰竭者中。前壁心肌梗死易发生室性心律失常。下壁（膈面）心肌梗死易发生房室传导阻滞，是供血给房室结构的右冠状动脉阻塞所致，其阻滞部位多在房室束以上处，预后较好。前壁心肌梗死而发生房室传导阻滞时，往往是多个束支同时发生传导阻滞的结果，其阻滞部位在房室束以下处，说明梗死范围广泛，且常伴有休克或心力衰竭，故情况严重，预后较差。

5. 低血压和休克

血压在疼痛期中常下降，可持续数周后再上升，且不能恢复至以往的水平。如果在疼痛缓解后收缩压低于 10.7kPa（80mmHg），患者仍有烦躁不安、面色苍白、皮肤湿冷、脉细而快、大汗淋漓、尿量减少（＜20mL/h）、反应迟钝，甚至昏厥者则为休克的表现。休克多在起病后数小时至 1 周内发生，常发生于少数患者。主要是心源性，尤其是心肌广泛（40% 以上）坏死，心排血量急剧下降时出现，有些患者还有血容量不足的因素。严重休克可在数小时内致死，一般持续数小时至数天，可反复出现。

6. 心力衰竭

主要是急性左心衰竭，可在起病最初数日内发生或在疼痛期或休克好转阶段出现。发生率为 20%～48%，为梗死后心脏收缩力显著减弱和顺应性降低所致。患者出现呼吸困难、咳嗽、发绀、烦躁等，严重者可发生肺水肿或进而发生右心衰竭，出现颈静脉怒张、肝肿痛和水肿等的表现。右心室心肌梗死者，一开始即可出现右心衰竭的表现。

（三）体征

心脏浊音界可轻度至中度增大；心率增快或减慢，心尖区第一心音减弱，可出现第三或第四心音奔马律。10%～20% 患者在发病 2～3 天后出现心包摩擦者，多在 1～2 天内消失，少数持续 1 周以上；发生二尖瓣乳头肌功能失调者，心尖区可出现粗糙的收缩期杂音；发生心室间隔穿孔者，胸骨左下缘出现响亮的收缩期杂音；发生心律失常、休克或心力衰竭者出现相应的体征和血压变化。

七、检查

常见检查有心电图、血清心肌酶、放射性核素检查等。

（一）心电图

典型的心肌梗死的特征性心电图改变是在起病数小时出现高尖 T 波；数小时后，ST 段呈弓背向上抬高，与 T 波形成单向曲线；1～2 天内出现病理性

Q 波，70%～80% 的患者 Q 波永存；2 周内 ST 段渐回到等电位，T 波平坦或倒置；3 周倒置最深，有时呈冠状 T 波，数月或数年后渐渐恢复，也可永久存在。根据心电图改变的导联可判断梗死的部位。

心电图有进行性和特征性改变，对诊断和估计病变的部位、范围和病情演变，都有很大帮助。心电图波形变化包括 3 种类型：①坏死区的波形面向坏死心肌的导联，出现深而宽的 Q 波；②损伤区的波形面向坏死区周围的导联，显示抬高的 ST 段；③缺血区的波形面向损伤区外周的导联，显示 T 波倒置。

（二）血清心肌酶

血清酶测定血清肌酸激酶（CK）发病 6 小时内出现，24 小时达高峰，48～72 小时后消失，阳性率达 92.7%。天冬氨酸转氨酶（AST）发病后 6～12 小时升高，24～48 小时达高峰，3～6 天后降至正常。乳酸脱氢酶（LDH）发病后 8～12 小时升高，2～3 天达高峰，1～2 周才恢复正常。近年来还用 α- 羟丁酸脱氢酶（α-HBDH）、γ- 谷酰基磷酸转肽酶（γ-GTP）、丙酮酸激酶（PK）等。CK 有 3 种同工酶，其中 CK-MB 来自心肌，其诊断敏感性和特异性均极高，分别达到 100% 和 99%，CK-MB 升高的幅度和持续的时间常用于判定梗死的范围和严重性。LDH 有 5 种同工酶，其中 LDH1 来源于心肌，在急性心肌梗死后数小时总 LDH 尚未升高前就已出现，可持续 10 天，其阳性率＞95%。

（三）放射性核素检查

利用坏死心肌血供断绝以至铊不能进入心肌细胞的特点，静注铊进行热点扫描或照相，可显示心肌梗死的部位和范围。

（四）其他检查

1. 白细胞计数发病 1 周内白细胞可增至 10×10^9/L～20×10^9/L，中性粒细胞比例在 0.75～0.90，嗜酸性粒细胞减少或消失。

2. 红细胞沉降率增快，可维持 1～3 周。

3. 肌红蛋白测定尿肌红蛋白排泄和血清肌红蛋白含量测定，也有助于诊断急性心肌梗死。尿肌红蛋白在梗死 5～40 小时后开始排泄，持续平均可达

83小时。血清肌红蛋白升高的出现时间较 CK 出现时间略早，在 4 小时左右，高峰消失较 CK 快，多数 24 小时即恢复正常。

4. 其他血清肌凝蛋白轻链或重链，血清游离脂肪酸，在急性心肌梗死后均增高。血清游离脂肪酸显著增高者易发生严重室性心律失常。此外，急性心肌梗死时，由于应激反应，血糖可升高，糖耐量可暂时降低，2～3 周后恢复正常。

八、鉴别诊断

（一）心绞痛

心绞痛的疼痛性质与心肌梗死相同，但发作较频繁，每次发作时间短，一般不超过 15 分钟，发作前常有诱发因素，不伴有发热、白细胞增加、红细胞沉降率增快或血清心肌酶增高，心电图无变化或有 ST 段暂时性压低或抬高，很少发生心律失常、休克和心力衰竭，含用硝酸甘油疗效好等，可资鉴别。

（二）急性心包炎

尤其是急性非特异性心包炎，可有较剧烈而持久的心前区疼痛，心电图有 ST 段和 T 波变化。但心包炎患者在疼痛发作前或发作时，已有发热和血白细胞计数增高，疼痛常于深呼吸和咳嗽时加重，体检可发现心包摩擦音，病情一般不如心肌梗死严重，心电图除 aVR 导联外，其余各导联均有 ST 段弓背向下的抬高，无异常 Q 波出现。

（三）急性肺动脉栓塞

肺动脉大块栓塞常可引起胸痛、气急和休克，有右心负荷急剧增加的表现。如右心室急剧增大、肺动脉瓣区搏动增强和该处第二心音亢进、三尖瓣区出现收缩期杂音等。发热和白细胞增多出现也较早。心电图示电轴右偏，Ⅰ导联出现 S 波或原有的 S 波加深，Ⅲ导联出现 Q 波和 T 波倒置，aVR 导联出现高 R 波，胸导联过渡区向左移，左胸导联 T 波倒置等，与心肌梗死的变化不同，可资鉴别。

（四）急腹症

急性胰腺炎、消化性溃疡穿孔、急性胆囊炎、胆石等，患者可有上腹部疼痛及休克，可能与急性心肌梗死患者疼痛波及上腹部者混淆。但仔细询问病史和体格检查，不难作出鉴别，心电图检查和血清心肌酶测定有助于明确诊断。

（五）主动脉夹层动脉瘤

以剧烈胸痛起病，颇似急性心肌梗死。但疼痛一开始即达高峰，常放射到背、肋、腹、腰和下肢，两上肢血压及脉搏可有明显差别，少数有主动脉瓣关闭不全，可有下肢暂时性瘫痪或偏瘫。X线胸片、CT、超声心动图探测到主动脉壁夹层内的液体，可资鉴别。

九、治疗

心肌梗死患者长期口服小剂量的阿司匹林每日 0.05～0.3g 或双嘧达莫 50mg 每日 3 次对抗血小板的聚集和黏附，被认为有预防心肌梗死复发的作用。

先兆症状的出现可能为心肌梗死的表现，宜建议患者住院，及时而积极地按治疗心肌梗死的措施处理，可减少这些患者发生心肌梗死的机会。

心肌梗死急性期的治疗原则为保护和维持心脏功能，挽救濒死的心肌，防止梗死扩大，缩小心肌缺血范围，及时处理各种并发症。尽量使患者不但能渡过急性期危险阶段，而且康复后还能保有较多有功能的心肌，维持有效的生活。

（一）入院前处理

急性心肌梗死患者约 2/3 在被送到医院之前已经死亡，因此，缩短起病至住院间的时间，并在这期间进行积极的治疗，对挽救这部分患者的生命有重要意义。对病情严重的患者，发病后宜就地进行抢救，待患者情况稳定容许转送时，再转送医院继续治疗。转送患者的救护车上，宜配备监护设备，以便在转送途中亦能继续监护病情的变化，及时予以处理。

（二）监护和一般治疗

1. 休息

患者应在"监护室"卧床休息，保持环境安静，减少探视，防止不良刺激。

2. 吸氧

最初 2～3 天内，间断或持续地通过鼻管或面罩给氧。

3. 监测措施

进行心电图、血压和呼吸的监测，必要时还应监测血流动力变化 5～7 天。密切观察病情，为适时做出治疗措施提供客观的依据。监测人员必须以极端负责的精神进行工作，既不放过任何有意义的变化，又要保证患者安静和休息。

4. 护理措施

第一周完全卧床休息，加强护理，护理人员必须耐心仔细地帮助患者吃饭、洗脸、翻身、使用便器。患者进食不宜过饱，食物以易消化、含较少脂肪且少产气者为宜，限制钠的摄入量，要给予必需的热量和营养。保持排便通畅，但排便时不宜用力，如便秘可给予缓泻剂。第二周可在床上起坐，逐步离床，在床旁站立和在室内缓步走动。近年来有学者主张患者早期（在第 1 周）即开始下床活动，但病重或有并发症的患者，卧床时间不宜太短。

（三）缓解疼痛

用哌替啶（杜冷丁）50～100mg 肌内注射或吗啡 5～10mg 皮下注射，每 4～6h 可重复应用。亦可试用硝酸甘油 0.3mg 或二硝酸异山梨醇 5～10mg 舌下含服，用硝酸甘油 1mg 溶于 5% 葡萄糖 100mL 中静脉滴注 10～50μg/min，或二硝酸异山梨醇 10mg 溶于 5% 葡萄糖 100mL 中静脉滴注 30～100μg/min，但均要注意监测血压变化。中药可用苏冰滴丸、苏合香丸、冠心苏合丸或宽胸丸含用或口服，或复方丹参注射液 2～4mL 加入 50% 葡萄糖液 40mL 中静脉注射，或 8～16mL 加入 50% 葡萄糖液或低分子右旋糖酐 500mL 静脉滴注。也有学者提出用 β 阻滞剂如美托洛尔（15mg 静脉注射然后口服 50mg 每日 4 次，服 2 天后改为 100mg 每日 2 次，连服 3 个月）、普萘洛尔、阿替洛尔、噻吗洛尔等，认为对血压较高、心率较快的前壁梗死患者有镇痛效果且能改善预后，但用药过程要密切注意血压、心率和心功能。

（四）预防再灌注心肌损伤

应用溶解冠状动脉内血栓的药物以恢复心肌灌注，挽救濒死的心肌或缩小心肌梗死的范围，保护心室功能，并消除疼痛。适用于：

1. 发病时间≤6小时。

2. 相邻两个或以上导联ST段抬高≥0.2mV。

3. 年龄≤70岁，而无近期活动性出血、中风、出血倾向、糖尿病视网膜病变、严重高血压和严重肝肾功能障碍等禁忌证者。

静脉应用溶血栓药可选用：

1. 尿激酶：国内常用，100万～150万U，加生理盐水100mL滴注，在一小时时滴完。

2. 链激酶：100万～150万U，加生理盐水100mL滴注，在一小时时滴完。（同时用地塞米松2.5～5mg预防寒战发热反应）。

3. 重组组织型纤溶酶原激活剂（rt-PA） 先静脉推注10mg，继而50mg 1小时内滴完，再40mg 2小时内滴完。

4. 单链尿激酶型纤溶酶原激活剂（SCUPA）先静脉推注20mg，继而60mg 1小时内滴完。

5. 甲氧苯基化纤溶酶原链激酶复合物（APSAC）一次静脉推注30mg。用药前服阿司匹林300mg/d，3天后改为50mg/d长期服用。

溶栓后每4～6小时测凝血时间和血纤维蛋白原，当凝血时间恢复至正常参考范围的1.5～2.0倍和血纤维蛋白原>1000mg/L时，给予肝素5000U静注，继而500～1000U/h静滴，并调节剂量保持凝血时间在正常参考范围的2倍，5～7天后停用。

用药期间密切注意出血倾向。如出现下述情况，提示心肌已得到再灌注。

（1）2小时内胸痛解除。

（2）2小时内抬高的ST段恢复或每半小时比较ST段回降>50%。

（3）血清心肌酶CK-MB峰值提前于发病后14小时内出现。

（4）2小时内出现室性心律失常或传导阻滞时。

冠状动脉内应用溶血栓药：先作选择性冠状动脉造影，随后注入硝酸甘油2000μg。①如用尿激酶，先注入3万U，继而4000～8000U/min，每

10～15 分钟造影一次，如血管已再通，减半给药再维持 1/2～1 小时。②如用链激酶，先注入 3 万 U，继而 2000～4000U/min，血管再通之后再维持 1/2～1 小时。③如用 rt-PA 先注入 10mg，继而 30 分钟输注 40mg，最后 1 小时内再输注 50mg。

本法疗效较好，用药量较小，但要有造影的设备和技术，准备和操作过程会耽误给药时间，故目前已较静脉给药法少用。用药物溶解血栓，被阻塞的冠状动脉再通率平均在 75% 左右。未再通的血管还可用经皮腔内冠状动脉成形术（PTCA）使之扩张和再通。近年有主张直接用 PTCA 使冠状动脉再通而不需先用溶解血栓的药物，认为再通率可达 90%。

（五）消除心律失常

1. 室性心律失常

有学者主张在心肌梗死发病后立即肌内注射利多卡因 200～250mg，以预防发生室性心律失常。频繁的室性期前收缩或室性心动过速，宜用利多卡因 50～100mg 静脉注射（如无效，5～10 分钟后可重复），控制后用利多卡因静脉滴注，每分钟 1～3mg 维持（利多卡因 100mg 加入 5% 葡萄糖液 100mL 中滴注，1～3mL/min）。情况稳定后可考虑改用口服美西律 150～200mg、普鲁卡因酰胺 250～500mg、溴苄铵 100～200mg、丙吡胺 100～200mg、妥卡尼 400～600mg 或奎尼丁 0.2g，每 6 小时一次维持。发生心室颤动时，应立即进行直流电除颤，用最合适的能量（一般 300J），争取一次除颤成功。在无电除颤条件时可立即作胸外心脏按压和口对口人工呼吸，心腔内注射利多卡因 100～200mg 或普鲁卡因 200～300mg，或溴苄铵 250mg，并施行其他心脏复苏处理。加速的心室自主心律一般无需处理，但若由于心房输送血液入心室的作用未能发挥而引起血流动力失调，则可用阿托品以加快窦性心律而控制心脏搏动，仅在极少数情况下需要用人工心脏起搏或抑制异位心律的药物来治疗。

2. 房室传导阻滞

对第三度（包括估计有可能发展为第三度）和第二度Ⅱ型（MobitzⅡ型）的房室传导阻滞，宜用临时性人工心脏起搏治疗，待情况好转后撤除。如传导阻滞成为持续性，则以后再安置埋藏式的起搏器，作为永久性应用。对第一度和第二度Ⅰ型（文氏现象）的房室传导阻滞，可根据患者情况先用肾上腺皮质激素、阿托品、异丙肾上腺素或麻黄素等治疗，并严密观察其发展。

3. 缓慢的心律失常

对各种缓慢的心律失常，包括窦性、房室交接性和室性的，可用阿托品、异丙肾上腺素、麻黄素或乳酸钠（静脉注射或滴注）等治疗。以往认为应用阿托品较为合适，如同时有低血压者也可用异丙肾上腺素，但后者还有增强心脏收缩力的作用，引起心肌氧耗量增加，并有导致心律失常的可能。近年来认为阿托品引起心率增快的同时，也使心肌氧耗量增加，也可引起严重心律失常，因此也应慎用。用上述药物无效或发生明显不良反应时也可考虑应用人工心脏起搏器。

4. 室上性快速心律失常

如窦性心动过速、频发房性期前收缩、阵发性室上性心动过速，心房扑动和心房颤动等，可选用 β- 受体阻滞剂、洋地黄类、维拉帕米、胺碘酮、奎尼丁、普鲁卡因酰胺、安他唑啉等药物治疗。对后三者治疗无效时可考虑应用同步直流电复律器或人工心脏起器复律，尽量缩短快速心律失常持续的时间。

5. 心脏停搏

立即作胸外心脏按压和人工呼吸，心腔内注射肾上腺素、异丙肾上腺素、乳酸钠和阿托品等，并施行其他心脏复苏处理。

（六）休克治疗

1. 一般处理和监护

吸氧、保暖，密切注意血压、尿量、中心静脉压、肺动脉楔压和心排血量的变化，随时调整治疗措施。

2. 补充血容量

约 20% 的患者，由于呕吐、出汗、发热、使用利尿剂和不进饮食等原因，而有血容量不足，需要补充血容量来治疗，但又要防止补充过多而引起心力衰竭。可根据血流动力学监测结果来决定输液量。如中心静脉压低，在 $0.49 \sim 0.98 \mathrm{kPa}$（$5 \sim 10 \mathrm{cmH_2O}$）之间，肺动脉楔压在 $0.8 \sim 1.6 \mathrm{kPa}$（$6 \sim 12 \mathrm{mmHg}$）以下，心排血量低，提示血容量不足，可静脉滴注低分子右旋糖酐或 10% 葡萄糖液。输液过程中如中心静脉压 $> 1.96 \mathrm{kPa}$（$20 \mathrm{cmH_2O}$），肺动脉楔压 $> 2.0 \sim 2.7 \mathrm{kPa}$（$15 \sim 20 \mathrm{mmHg}$）即不应再输。

3. 应用血管收缩药

收缩压＜10.7kPa（80mmHg），静脉输液后血压仍不上升，而肺动脉楔压和心排血量正常时，可选用血管收缩药：

（1）多巴胺

10～30mg 加入 5% 葡萄糖液 100mL 中静脉滴注，也可和间羟胺同时滴注。

（2）多巴酚丁胺

20～25mg 溶于 5% 葡萄糖液 100mL 中，以 2.5～10μg/（kg·min）的剂量静脉滴注，作用与多巴胺相类似，但增加心排血量的作用较强，增快心率的作用较轻，无明显扩张肾血管的作用。

（3）间羟胺（阿拉明）

10～30mg 加入 5% 葡萄糖液 100mL 中静脉滴注，或 5～10mg 肌内注射。但对长期服用胍乙啶或利血平的患者疗效不佳。

（4）去甲肾上腺素

作用与间羟胺相同，但较快、较强而较短，对长期服用胍乙啶或利血平的人仍有效。0.5～1mg（1～2mg 重酒石酸盐）加入 5% 葡萄糖液 100mL 中静脉滴注。渗出血管外易引起局部损伤及坏死，如同时加入 2.5～5mg 酚妥拉明可减轻局部血管收缩的作用。

4. 应用血管扩张药

如经上述处理，血压仍不升，而肺动脉楔压增高，心排血量降低或周围血管收缩造成总阻力增加，有病变的左心室面临高阻抗，其张力增高，耗氧增加时，休克程度将加重，患者四肢厥冷，并有发绀。此时可用血管扩张药以降低周围阻力和心脏的后负荷，降低左心室射血阻力，增强收缩功能，改善收缩功能，从而增加心排血量，改善休克状态。血管扩张药要在血流动力学严密监测下谨慎应用，可选用硝普钠（15～400μg/min 静滴）、酚妥拉明（0.25～1mg/min 静滴）、二硝酸异山梨醇（2.5～10mg 舌下多次含服）或硝苯地平（10～20mg 口服多次）等。

5. 强心苷和肾上腺皮质激素的应用

这两类药在急性心肌梗死并发休克时是否应该使用尚有不同意见。有学者认为患者有心脏扩大时强心苷仍可应用，而肾上腺皮质激素只有在用极大剂量时才有作用。

6. 纠正酸中毒和电解质紊乱、避免脑缺血和保护肾功能

休克较重，持续时间较长的患者，多有酸中毒存在，影响血管活性药物的作用，可用 5% 碳酸氢钠、11.2% 乳酸钠溶液或 3.63% 氨丁三醇（THAM）静脉滴注，再参照血酸碱度或二氧化碳结合力测定结果来调节用量。纠正电解质失常时，特别要注意对低血钾、低血氯的纠正。避免脑缺血和注意保护肾功能。

7. 辅助循环和外科手术

上述治疗无效时，有学者主张用主动脉内气囊反搏器进行反搏治疗，或在反搏的支持下，施行选择性冠状动脉造影，随后施行坏死心肌切除和主动脉 - 冠状动脉旁路移植手术，可能抢救患者的生命。

8. 右心室心肌梗死并发休克

右心室心肌梗死并发休克患者的血流动力学检查常显示中心静脉压、右心房和右心室充盈压增高，而左心室充盈压正常。治疗应给予补充血容量，每 24 小时可达 4000～6000mL，以增加右心室舒张末期容量和右心房 - 左心房的压力差，使血液通过低阻力的肺血管床，增加左心室充盈压，从而增高心排血量和动脉压。但补液过程中肺动脉楔压应保持在 2.0～2.7kPa（15～20mmHg）以下。

（七）治疗心力衰竭

主要是治疗急性左心衰竭，以应用吗啡或哌替啶和利尿剂为主，亦可选用血管扩张剂减轻左心室的后负荷或用多巴酚丁胺治疗。洋地黄类药物可能引起室性心律失常，且早期出现的心力衰竭主要是心肌充血、水肿所致的顺应性下降所致，而左心室舒张末期容量并不增多，因此只宜用于心力衰竭较轻的患者，且在梗死发生后 24 小时内宜尽量避免应用。右心室梗死的患者利尿剂应慎用。

（八）其他治疗

下列疗法可能有防止梗死扩大，缩小缺血范围，加快愈合的作用，但尚未完全成熟或临床疗效尚有争论，可根据患者具体情况考虑选用。

1. 促进心肌代谢药物

维生素 C（3～4g）、辅酶 A（50～100U）、肌苷酸钠（200～600mg）、细

胞色素 C（30mg）、维生素 B6（50～100mg）等加入 5%～10% 葡萄糖液 500mL 中，缓慢静脉滴注，每日 1 次，两周为一疗程。

2. 极化液疗法

氯化钾 1.5g、普通胰岛素 8U 加入 10% 葡萄糖液 500mL 中，静脉滴注，每日 1～2 次，7～12 天为一疗程。可促进心肌摄取和代谢葡萄糖，使钾离子进入细胞内，恢复细胞膜的极化状态，以利心脏的正常收缩，减少心律失常，并促使心电图上抬高的 ST 段回到正常位置。

3. 低分子右旋糖酐或羟乙基淀粉代血浆

低分子右旋糖酐或羟乙基淀粉代血浆（250～500mL）静脉滴注，每日 1 次，两周为一疗程。可减少红细胞聚集，降低血液黏度，有助于改善微循环灌注。

4. 透明质酸酶

先用 150U 作皮内试验，如阴性，则静脉推注 500U/kg，首次剂量后 2～6 小时再分别给予同样剂量 1 次，此后每 6 小时 1 次，共 42 小时。起病后尽早应用可加速炎症的吸收，减小梗死范围。

5. 糖皮质激素

在起病 4 小时内 1 次静脉滴注甲基强的松龙（25mg/kg），以稳定溶酶体膜，减少溶酶体酶的释出，可防止梗死范围扩大。

6. 体外反搏

反搏术增高舒张期动脉压而不增加左心室收缩期负荷，有助于增加冠状动脉灌流。其中主动脉内气囊反搏术为创伤性，体外反搏术为无创伤性，后者每日 1～2 次，每次 1～2 小时，共用 7 天左右。

7. 抗凝疗法

在梗死范围较广或为复发性梗死未用溶栓治疗，或有梗死先兆而又有高血凝状态者可考虑应用。有出血、出血倾向或出血既往史，严重肝肾功能不全，活动性消化性溃疡，血压过高，新近手术而创口未愈者禁用。先用肝素 5000～7500U 静脉滴注，每 6 小时 1 次或 1 万 U 深部肌内注射，每 8 小时 1 次，共用 2 天。维持凝血时间在正常对照的 2～2.5 倍。同时口服华法林首剂 15～20mg，第 2 天 5～10mg，以后 2.5～5mg/d 维持；或双香豆素首剂 200mg，第 2 天 100mg，以后 25～75mg/d 维持；或苯茚二酮开始 200～300mg，以后 50～100mg/d 维持。维持凝血酶原时间在正常对照的 2 倍左右，疗程至少 4 周。一旦发生出血，应立即中止治疗。由肝素引起的，用等量鱼精蛋白静脉滴注；口服抗凝剂引起的，给予维生素 K_1 静脉注射，每次 20mg；必要时输血。

8. 其他

β-受体阻滞剂用于前壁梗死伴有心率快和血压高者，可降低其病死率，宜选择有心脏选择性制剂如美托洛尔或阿替洛尔。钙拮抗剂地尔硫䓬，血管紧张素转换酶抑制剂卡托普利也曾应用过。

（九）中药治疗

祖国医学用于"回阳救逆"的四逆汤（熟附子、干姜、炙甘草）、独参汤或参附汤，对治疗本病伴血压降低或休克者有一定疗效。患者如兼有阴虚表现时可用生脉散（人参、五味子、麦冬）。这些方剂均已制成针剂，紧急使用也较方便。

（十）并发症的治疗

并发栓塞时，用溶解血栓或抗凝疗法。心肌梗死后综合征可用糖皮质激素或阿司匹林、吲哚美辛等药物治疗；肩手综合征可用理疗或体疗。如果并发心室间隔穿孔、急性二尖瓣关闭不全或室壁膨胀瘤，都可导致严重的血流动力改变或心律失常，宜积极采用手术治疗。这些患者多处于循环功能不全状态，先用辅助循环的措施改善循环情况，同时进行必要的术前检查，了解冠状动脉病变和心肌病变的情况，然后施行手术修补心室间隔的穿孔，替换人工二尖瓣、切除梗死的心肌或室壁膨胀瘤，同时兼作主动脉-冠状动脉旁路移植手术，改善心肌的血供。但急性的心室游离壁破裂常来不及施行手术挽救。

（十一）康复治疗

出院前谨慎地进行心电图运动负荷试验、核素或超声左心室射血分数测定、选择性冠状动脉造影，有助于选择进一步的治疗措施（药物选用、经皮腔内冠状动脉成形术或冠状动脉旁路移植术）和安排康复治疗。康复治疗由专门医师根据患者的心脏功能和体力情况，安排合适的运动（步行、体操、太极拳等），促进体力的恢复。

十、预后

预后与梗死范围的大小、侧支循环产生的情况以及治疗是否及时有关。

过去急性期住院患者病死率一般为 30% 左右，广泛采用监护治疗后已降至 15% 左右，发展溶血栓治疗后再降至 10% 以下。

在急性期，发病第一周病死率最高。发生心力衰竭、严重心律失常或休克者，病死率尤其高，其中休克患者病死率可高达 80%。

我国北京地区对心肌梗死患者长期随访的资料表明，53.4% 患者能恢复一定的工作，其中 45.6% 患者在半年内恢复工作。

出院后因心脏原因而死亡者第一年有 7.7%，第二年 3.7%，第三年 3.0%，第四年 2.7%，第五年 1.4%，第六年 3.4%，第七年 1.1%。

十一、预防

由于加强监护和治疗水平的提高，急性心肌梗死住院病死率明显降低，从 30% 左右降低至 10% 以下。但再梗死或多次梗死的患者增多，成为心肌梗死后死亡的主要原因之一。因此除在急性期应积极治疗外，还应加强心肌梗死后的康复和二级预防，以延长患者寿命，提高生活质量和恢复工作能力。

心肌梗死后二级预防包括：

（一）对患者及其家属进行卫生宣传教育，使患者和家属对本病有所认识，了解各种防治措施的意义，使之减少对疾病的顾虑，在防治中能积极予以配合。

（二）合理安排膳食，以降低总脂肪、饱和脂肪酸和胆固醇的摄入，体重超重者要限制总热量。经膳食调整 3 个月后，血脂水平仍明显异常者，可针对血脂异常特点，选用血脂调节剂。

（三）吸烟者应力劝戒除

吸烟不光是动脉硬化的危险因素，也是心绞痛、心肌梗死和再梗死的危险因素。心肌梗死后恢复的患者，继续吸烟者再梗死发生率大约为不吸烟或吸烟已戒除者的 2 倍。挪威一项多中心研究显示，在心肌梗死后 17 个月中，戒烟者较继续吸烟者再梗死减少了 45%，在 3 年后，戒烟者较吸烟者心脏原因死亡及再梗死发生率明显降低。被动吸烟与吸烟者有相同危险，故应力劝患者的亲属戒烟，患者恢复工作后最好应在无烟环境中工作。吸烟可能诱发冠状动脉痉挛，血小板聚集，减低冠状动脉及侧支循环的储备能力。伴有高胆固醇血症者，吸烟程度与冠状动脉粥样硬化病变呈高度相关，吸烟可使冠状动脉病变加重，这些可能都是诱发再梗死的原因。

（四）适当的体力活动和锻炼。可采取步行、体操、太极拳、气功等锻炼方法以增强体质。

（五）合并高血压或糖尿病者，应予以适当的控制。

（六）抗血小板治疗。血小板不光在动脉粥样硬化形成的过程中，而且在冠状动脉痉挛、血栓形成或心肌微循环中聚集等所导致的心肌缺血、心肌梗死或猝死中都起着重要作用。阿司匹林是廉价易得的抗血小板制剂，不良反应少，便于长期应用。

（七）应用 β- 受体阻滞剂。大量的临床试验结果证明 β- 受体阻滞剂能降低心肌梗死后再梗死的发生率、猝死发生率、心脏病死率和总病死率。常用 β- 受体阻滞剂有普萘洛尔、阿替洛尔、美托洛尔等。

（八）急性心肌梗死恢复后，应在医生的指导下坚持服药，门诊随访，观察病情，调整用药。如又再现心绞痛时，应及时去医院诊治，以防止再梗。

参 考 文 献

［1］ Nahid R, Yoshikuni K, Tanvir CT. et al. Trend of increase inthe incidence of acute myocardial infarction in a Japanese population [J]. Am J Epidemiol, 2008, 167:1358-1364.

［2］ Gil M, Marti H, Elosúa R, etal. Analysis of trends in myocardial infarction case-fatality, incidence, and mortality rates in Girona, Spain, 1990-1999 [J]. Rev Esp Cardiol, 2007, 60(4):349-356.

［3］ David DM, Stephen MP, Darleen I, et al. Thirty-year (1975 to 2005) trends in the incidence rates, clinical features, treatment practices, and short-term outcomes o1 patients＜55 years of age hospitalized with an initial acute myocardial infarction [J]. Am J Cardiol, 2011.

［4］ 胡善联，龚向光. 中国急性心肌梗塞的疾病经济负担［J］. 中国卫生经济，2003，22（243）：32-34.

［5］ 梁文生，蒋德谦，刘启明. 中青年急性心肌梗死患者的生活方式及冠状动脉病变特

征分析［J］. 中国心血管杂志，2007，12（2）：118-123.

［6］ Judith MK, Frank MS, Michael ST, et al. Incidence of andcase fatality following acute myocardial infarction in aborigi-nal and non-aboriginal western Australians (2000-2004): A linke-d data study[J]. Heart Lung and Circulation, 2010, 19: 717-725.

［7］ Champney KP, Frederick PD, Bueno H, et al. The joint contribution of sex, age and type of myocardial infarction on hospital mortality following acute myocardial infaretion [J]. Heart, 2009, 95(11): 895-899.

第四章

腿 梗 死

梗死一般指动脉阻塞引起细胞缺血缺氧导致组织或器官坏死，但静脉阻塞也可以使血液回流受阻及淤滞，导致组织或器官坏死。下肢血管阻塞引起细胞缺血缺氧，继而局部组织代谢异常导致下肢畏寒、发凉、胀痛等临床表现，称为腿梗死。随着临床医师关注梗死的意识加强及诊疗水平提高，心肌梗死、脑梗死已在临床上引起高度重视。然而，腿梗死危害并未引起足够重视，病情最终发展至截肢，甚至危及生命。

心肌梗死最早来源于病理学，1959年世界卫生组织（WHO）提出其定义：由冠状动脉闭塞引起心肌缺血称为心肌梗死。1979年WHO与国际心脏病学会联合会（ISFC）从临床症状、心电图、血液生物标志物3个方面综合评定其定义。2000年全球心肌梗死行动首次公布新的心肌梗死定义，引入了心肌损伤标志物心肌肌钙蛋白，指出任何在心肌缺血发生过程中出现的心肌细胞坏死都称之为心肌梗死。其原因不一定都是由于冠状动脉完全闭塞引起，长时间的心绞痛或贫血、心动过速时的心肌坏死也是心肌梗死。

WHO提出脑梗死定义是指缺血导致的脑、脊髓或视网膜细胞死亡，它基于以下证据：①按血管供血区分布的脑、脊髓或视网膜局灶性缺血性损害的病理学、影像学或其他客观证据；②根据持续时间＞24小时或直至死亡时仍存在的症状支持的脑、脊髓或视网膜局灶性缺血性损害的临床证据，并排除其他病因。其类型包括脑血栓形成、脑栓塞、腔隙性梗死以及不明原因的脑梗死（例如静脉性脑梗死），但不包括短暂性脑缺血性发作和慢性脑血管病死亡。

因此，由上述内容推导下肢血管阻塞引起细胞缺血缺氧，继而局部组织代谢异常导致下肢畏寒、发凉、胀痛等临床表现，称为腿梗死。然而，腿梗死疾病常常被人们所忽视，未能及时就医，延误病情。腿梗死按照血管发生类型分为动脉性和（或）静脉性腿梗死。常见疾病包括下肢动脉粥样硬化闭塞、急性下肢动脉缺血、慢性静脉瓣膜功能不全、下肢深静脉血栓形成、糖尿病足、血栓闭塞性脉管炎等。

第一节　下肢动脉粥样硬化闭塞

一、流行病学及病因

下肢动脉硬化闭塞症（lower extremity atherosclerotic occlu-sive disease）是指由于动脉硬化造成的下肢供血动脉内膜增厚、管腔狭窄或闭塞，病变肢体血液供应不足，引起下肢间歇性跛行、皮温降低、疼痛，乃至发生溃疡或坏死等临床表现的慢性进展性疾病，常为全身性动脉硬化血管病变在下肢动脉的表现。下肢动脉硬化闭塞症属于退行性病变，主要发生在大、中型动脉中，临床表现为纤维基质、细胞、脂质以及组织碎片异常沉积，动脉内膜或中层中出现增生过程的病理变化，而周围血管疾病中，绝大多数动脉的狭窄、闭塞或者动脉瘤是由动脉硬化造成的。

周围血管动脉粥样硬化所致的动脉硬化闭塞（arteriosclero-sis obliterans，ASO）是一种高发病。美国 70 岁以上人群发病率为 10%。37～69 岁发病率为 1%～2%，平均每年约有 10 万人次因此病接受外科治疗。资料表明 ASO 也是我国中老年人常见的周围血管病之一，1990 年，调查上海地区 50 岁以上人口的 4609 人，发现 ASO 34 例（0.74%）。1993 年，调查华南四省一市 55 岁以上人口 6500 人，发现 ASO 51 例（0.78%）。中国医科大学第一附属医院 1990—1995 年共做 ASO 血管旁路移植术 65 例。可见随着饮食结构的改变、人口老龄化，以及诊断技术的发展，ASO 在我国的发病率也呈上升趋势。

ASO 发病部位常见于主—髂动脉、股—腘动脉和胫—腓动脉。其中以股—腘动脉发病率最高。Servclle 报道 5100 例手术患者闭塞部位为：股动脉占 49%；胫前、胫后动脉占 21%；腘动脉占 16%；主—髂动脉占 14%。多数学者认为，本病是多种因素相互作用的结果，主要病因是高血压、高血脂、高血糖、吸烟等，随着社会整体生活水平的提高和人口的老龄化进程明显加快，下肢动脉硬化闭塞症的发病率逐年提高，对于此类患者治疗的重点是增加肢体血供以改善缺血症状、提高保肢率及降低截肢率。介入治疗因其微创、高效成为近年研究的热点。

动脉硬化闭塞症绝大多数发生于下肢。其原因可能是下肢动脉粗长，承受的血流压力大，动脉内膜受内、外因素损伤的机会比较多。病变特点是，狭窄或闭塞常呈节段性，局限于动脉分叉处，累及一侧或双侧下肢动脉，上肢很少累及，病变的长度一般为 4～10cm。病变远端动脉多通畅，可以作为血管旁路移植术的流出道。多数病例可以接受手术治疗。

二、发病机制

（一）发病机制

动脉硬化闭塞症的主要发病机制可有下列几种学说：

1. 损伤及平滑肌细胞增殖学说

Rokitansky 于 1852 年最早提出动脉硬化发病过程中的损伤反应学说，各种原因造成的动脉内膜损伤是发生动脉硬化的始动因素，这些损伤因素主要包括：高血压、血流动力学改变、血栓形成、激素及化学物质刺激、免疫复合物、细菌病毒、糖尿病及低氧血症等。动脉内膜损伤后，刺激平滑肌细胞向内膜移行，随后发生增殖。动脉中膜的平滑肌细胞是一种多功能的细胞，它能合成胶原、弹力素和氨基葡聚糖（GAGs）等物质。平滑肌细胞与弹性蛋白和胶原蛋白构成了较大动脉中膜的平滑肌细胞层，管腔表面由单层内皮细胞层覆盖。在高血压、高脂血症或损伤等因素作用下，内皮细胞层完整或受到破坏时都可以促使动脉平滑肌细胞增殖。

在平滑肌细胞增殖过程中，首先损伤过程本身以及由内皮细胞和平滑肌细胞破坏释放出的碱性成纤维细胞生长因子（bFGF）刺激平滑肌细胞发生第 1 次增殖。而来源于血小板的促血小板生长因子（PDGF）则刺激平滑肌细胞游移至内膜。游移至内膜处的平滑肌细胞增殖主要受到血管紧张素 II 及 PDGF 的调节促进平滑肌细胞增殖。这些增殖的细胞形成了大量细胞外基质以及脂质聚积，最终形成动脉硬化斑块。在硬化斑块处的动脉壁使管腔周围正常的弥散作用中止或通过血管滋养管氧传送降低可导致局部动脉壁的低氧血症，在动脉硬化斑块中细胞代谢的低氧状态可致病变部位发生坏死及炎症。

2. 脂质浸润学说

血脂是通过血管内膜间隙渗入到内皮下，再经中层和外膜进入淋巴循环被清除，脂质以脂蛋白的形式存在于血浆中，脂质蛋白是脂质和蛋白质结合的复合体，脂蛋白中脂肪含量越多，其密度越低，根据其密度不同可分为高密度脂蛋白（HDL）、低密度脂蛋白（LDL）、极低密度脂蛋白（VLDL）及乳糜微粒（CM）4种。在动脉硬化过程中低密度脂蛋白主要积聚在动脉内膜。导致低密度脂蛋白在动脉内膜积聚的主要原因为：①动脉内膜通透性改变，使LDL渗入增多；②内膜的组织间隙增加；③血管细胞代谢LDL的能力降低；④从内膜运送LDL到中膜的过程受阻；⑤血浆中的LDL浓度增高；⑥在动脉内膜LDL与结缔组织复合物的特异性结合，老年人动脉壁中黏多糖减少，有助于LDL渗入动脉壁内。动脉壁内的酶活性减退，也有利于胆固醇的沉积，各种脂蛋白容易在内膜下滞留聚积。最终就会形成动脉硬化斑块。

另外，Brown等人首先报道了细胞表面存在着LDL受体，LDL与受体结合后被运送到细胞内进行蛋白水解，然后释放氨基酸到中膜。正常情况下LDL受体在内脂网内合成通过高尔基体嵌插在质膜、遗传上的异常可导致受体不能识别蛋白或异常的受体不能和LDL相结合。在Ⅱa型高胆固醇血症患者伴有LDL受体缺乏，导致LDL摄入量减少，使体内血中LDL增高。因此，家族性高胆固醇血症患者是患动脉硬化的高危人群。

在动脉硬化病变过程中，HDL对动脉壁具有保护作用，LDL在溶酶体内水解蛋白质成分被水解成氨基酸，胆固醇被水解成游离胆固醇，一部分被利用一部分贮存。HDL主要功能是消除胆固醇，将其送到肝脏进行代谢。LDL与HDL的平衡决定动脉壁中胆固醇的代谢。在发生动脉粥样硬化时，LDL量增多，胆固醇酯化酶的活性明显增高。因此，动脉壁内脂质代谢紊乱均参与了动脉硬化病变过程。

3. 血流动力学说

在动脉硬化的发病过程中，血流动力学改变及特殊的血管解剖部位是两种互相关联的致病因素。硬化斑块往往好发于血管床的特定部位。

（1）血流动力学因素

导致硬化斑块形成的血流动力学有关因素包括切力（shear stress），血流分离、淤滞、切力向量的摆动、湍流及高血压。

1）切力

管壁切力是由血流沿血管内皮细胞表面运动所产生的正切拉力，其变化梯度与血流及血液黏度成正比，与血管半径的立方（r^3）成反比。因此，血管半径稍有变化就可对管壁切力造成很大影响。目前的研究证实，动脉硬化斑块主要是位于血管壁的低切力区而不是在高切力区。尽管有实验结果表明急性的管壁切力增高可引起血管内皮细胞破坏、脱屑及平滑肌细胞增殖，但在慢性管壁切力增高的过程中并未见到血管内皮细胞受损。动脉硬化斑块好发于血管低切力区域的机制是低切力使从血管壁运输动脉硬化物质的过程迟缓，导致脂质沉积增加。

另外，低切力状态干扰了维持动脉壁及内皮细胞代谢功能有关物质的正常转换、血流分层及淤滞。在动脉分叉部，例如在颈动脉分叉处，血流速度变慢并发生血流分层现象，这样就使血管壁接触血流中动脉硬化物质的时间变长，有助于动脉硬化斑块形成。另外，血流分层使血小板易于沉积，有关放射学及超声检查的研究已经证实了颈支脉分叉处的外侧壁存在血流分层及血流淤滞现象。

2）湍流

湍流是一种随机的、紊乱的血流现象，在正常血管系统内很少见到。目前认为湍流与动脉硬化斑块形成没有直接关系，湍流发生于病变的远端，它对动脉硬化斑块的破裂或血栓形成起到一定作用。

（2）血管解剖因素

在下肢动脉硬化病变过程中，动脉硬化的好发部位是分叉处，如肾下腹主动脉及髂股动脉。这与其解剖学特点有一定的关系。

肾下腹主动脉特别易于发生动脉硬化性病变，可导致形成闭塞性的硬化斑块或动脉瘤样改变，腹主动脉与胸主动脉的不同之处是血流状态、管壁结构及滋养血管。肾动脉以下腹主动脉的血流量主要取决于下肢运动的程度，案头生活及体力活动减少可导致腹主动脉段血流速度降低，和胸主动脉相比腹主动脉壁内的滋养血管很少。因此，腹主动脉血流速度减慢以及动脉内膜和中膜营养差异，这两种因素使动脉硬化物质在腹主动脉内膜积聚。

下肢股浅动脉是动脉硬化狭窄性病变最常见的发生部位，而在股深动脉却很少发生。股浅动脉斑块并不好发于分叉部位，而斑块引起的狭窄性病变最早出现的部位是收肌腱裂口处，靠近股浅动脉的大收肌腱的机械刺激使该处容易形成动脉硬化斑块，导致股浅动脉下段发生闭塞。但是也有学者持不同看法。Blair 认为内收肌管内的股浅动脉并不十分易于形成硬化斑块，而是对内膜斑块增加的血管扩张反应能力受限。因此，与其他部位相同程度的内膜斑块在内收肌管内的股浅动脉就可产生较严重的狭窄。

4. 遗传学说

遗传学调查显示本病有家族史者发病率比一般人群高 2～6 倍，可能是由于遗传缺陷致细胞合成胆固醇的反馈控制失常，以致胆固醇过多积聚。

（二）病理生理

动脉硬化闭塞后可引起多方面的病理生理变化。

1. 肢体缺血：肢体缺血可分为功能性和临界性缺血

（1）功能性缺血（functional ischemia）

在休息状态下能保证肢体血流供应，但随着肢体运动，血流不能增加。临床上表现为间歇性跛行。其主要表现特点有三：

1）在运动中的肌肉群表现疼痛。

2）一定的运动量可以使疼痛重复出现。

3）运动停止后可使疼痛迅速解除。

（2）慢性临界性肢体缺血（chronic critical limb ischemia）

慢性临界性肢体缺血的诊断标准需具备以下几点：①反复发作的静息痛＞2 周，需定期服用镇痛剂，伴踝部动脉收缩压≤6.67kPa（50mmHg），趾端收缩压≤4.0kPa（30mmHg）。②足或足趾溃疡及坏疽，伴踝部动脉压≤6.67kPa（50mmHg），或趾端收缩压≤4.0kPa（30mmHg）。与跛行疼痛的方式不同，缺血性静息痛不表现在肌肉群而是在足部特别是足趾和跖骨头。

（3）临界肢体缺血的病理生理机制

当动脉干发生狭窄或闭塞时，远端可造成局部低血压，释放血管活性物质导致小动脉扩张，通过微血管扩张代偿维持营养血流病变进一步发展。由于跨壁压力低造成毛细血管小动脉萎陷，小动脉痉挛，微血栓形成，组织间水肿可引起毛细血管萎陷内皮细胞肿胀，血小板积聚，白细胞黏附及局部免疫系统激活，这些因素最终导致了肢体末梢微循环灌注障碍。

2. 动脉血流变化

动脉硬化斑块好发于下肢动脉的后壁及主动脉的起始处或分叉的部位，股浅动脉常常广泛受累。随着斑块积聚，血栓可沉积于病变部位以及邻近的动脉壁，最终可导致血流受阻。动脉完全阻塞。肢体血流量与动脉压成正比与外周阻力成反比，主要动脉发生闭塞后导致梗阻远端灌注压降低，总的外周阻力增加，肢体血流量减少。

按泊肃叶方程可以看出，当血流通过狭窄的主要动脉或侧支循环时主要受到动脉半径及狭窄血管长度的影响。

当肢体主要血管闭塞时，血流总的阻力是侧支血管并联阻力之合。如果同一动脉发生两处闭塞，其总的阻力按串联阻力相加，因此多处动脉闭塞血管阻力较一处动脉闭塞的阻力大。动脉本身的代偿能力下降，甚至不能满足最低需要量导致组织坏死。

3. 侧支循环

侧支循环是存在于主干血管旁血管，平时并不开放，当主干血管狭窄或闭塞时由于血管两端的压力差使侧支血管逐渐扩张。当运动时组织低氧、酸中毒，使周围阻力进一步降低，压力差增大。侧支循环通常对慢性单一血管段闭塞可提供适当的血流，能够满足肢体静止时的需要以及额外的血流维持中等量的运动。但是突然发生的动脉闭塞如栓塞等，侧支循环没有充足的时间代偿可导致肢体组织坏死，另一方面如果侧支循环的发展和动脉闭塞性病变的进展保持一致，患者的临床症状可能没有变化或者有短暂肢体严重缺血，随着侧支循环的发展而逐渐缓解。

下肢动脉硬化闭塞症发生于不同部位时可有以下几个侧支循环网形成（见图4-1）。

（1）腹主动脉末端闭塞时，可以从肋间动脉、腰动脉与髂腰、臀、旋髂深及腹壁动脉之间吻合。另一条侧支是肠系膜上动脉的左结肠分支及肠系膜周围小动脉，最后经直肠血管进入腹壁下动脉。

（2）髂外动脉、股总动脉闭塞时，腹壁下动脉的臀支与股深动脉的旋股动脉分支之间的吻合，该侧支循环旁路被称之为"十字吻合"。

（3）股浅动脉闭塞时，股深动脉的穿通支和腘动脉的膝关节支之间的侧支循环开放代偿。

（三）发病相关危险因素

下肢动脉硬化闭塞症的主要病因是动脉粥样硬化。发病率随年龄增长而上升。

1. 吸烟

吸烟和下肢动脉硬化闭塞症的发生明显相关。吸烟可以减少运动试验时的间歇性跛行距离，增加外周动脉缺血、心肌梗死、卒中和死亡的危险，增加危重性下肢缺血和截肢的危险。疾病的严重程度和吸烟量呈正相关。

2. 糖尿病

糖尿病使本病发生率增加2～4倍，女性糖尿病患者发生本病的风险是男性患者的2～3倍。糖尿病患者的糖化血红蛋白每增加1%，相应动脉硬化闭塞症风险增加26%。糖尿病患者发生严重下肢动脉缺血的危险高于非糖尿病患者，截肢率较之高7～15倍。

3. 高血压

高血压是下肢动脉硬化闭塞症的主要危险因子之一，收缩期血压相关性更高，危险性相对弱于吸烟和糖尿病。

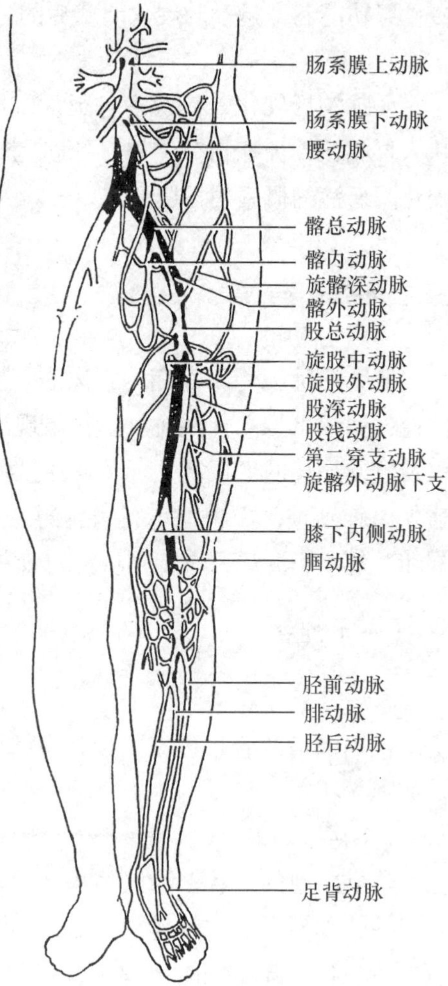

4. 高脂血症

高脂血症使下肢动脉硬化闭塞症的患病率增高，出现间歇性跛行的危险增加。

图 4-1　下肢动脉粥样硬化闭塞症发生部位的侧支循环网

肠系膜上动脉
肠系膜下动脉
腰动脉
髂总动脉
髂内动脉
旋髂深动脉
髂外动脉
股总动脉
旋股中动脉
旋股外动脉
股深动脉
股浅动脉
第二穿支动脉
旋髂外动脉下支
膝下内侧动脉
腘动脉
胫前动脉
腓动脉
胫后动脉
足背动脉

5. 高同型半胱氨酸血症

相对于普通人群，动脉硬化闭塞症患者中高同型半胱氨酸的合并概率明显增高。同型半胱氨酸是动脉粥样硬化的独立危险因素，约30%的动脉硬化闭塞症患者存在高同型半胱氨酸血症。

6. 慢性肾功能不全

有研究表明慢性肾功能不全与动脉硬化闭塞症相关，对于绝经后女性，慢性肾功能不全是动脉硬化闭塞症的独立危险因素。

7. 炎症指标

动脉粥样硬化是涉及多种炎症细胞和因子的慢性炎症反应。与同龄无症状人群相比，炎症指标（如 C- 反应蛋白）增高的人群 5 年后发展为下肢动脉硬化闭塞症的概率明显增高。

三、临床表现

下肢动脉硬化闭塞症的临床表现主要是下肢缺血症状，多数为肢体慢性缺血，偶尔可见急性缺血。症状出现的早晚、轻重和血管闭塞的部位、长度，以及侧支循环的形成有关。值得注意的是，这种临床表现是一个渐进的过程，症状由轻到重，极少停止在病变的某一阶段。下肢疼痛的原因甚多，有时容易和其他疾病混淆，应特别重视与骨科、泌尿科、神经科的一些疾病鉴别。

（一）症状

本病多发生在中年以上的男性，且多有高血脂、高血压、糖尿病和吸烟史。根据病情的轻重可以出现初发症状、间歇性跛行、静息痛、足趾溃疡或坏疽等症状。

1. 初发症状

最早出现的症状多为肢体畏寒伴肢体发凉，寒冷刺激可使小动脉痉挛引起疼痛，即所谓温差性疼痛。有时可以出现下肢酸痛或沉重感，抬高患肢可诱发体位性疼痛。同时出现下肢特别是足趾麻木，多主诉下肢有蚁行感。限于特定足趾的冷感、麻木感而非双侧性不适，更提示为肢体缺血。这些症状常不被重视，直至拖延到出现间歇性跛行方来就诊。

2. 间歇性跛行

间歇性跛行是本病典型的临床症状之一。根据病变部位不同，出现跛行的早晚各异。表现为活动之后出现下肢供血不足，从而产生肌肉疼痛、痉挛或疲乏无力。必须停止活动或行走，休息 1～5 分钟后才能缓解，再继续行走相同的距离又出现疼痛。从开始行走到出现疼痛的时间称为跛行时间，其行程称为跛行距离。间歇性跛行的距离一般为 300 米左右。行走的速度相同则跛行的距离也相同。一般认为其发生机制为：正常四肢皮肤、皮下组织和肌肉组织的静息血流量分别为 2～10mL/min，2～3mL/min，2～3mL/min。正常下肢的静息血流量为 300～400mL/min。动脉硬化闭塞后，血流供氧只能满足静止时组织的需要，运动后肌肉供血量需增加 10 倍左右。由于血供不足，肌肉代谢产物特别是乳酸积存而产生疼痛。由于侧支循环的存在，休息后血流改善，代谢产物被带走而疼痛缓解。

间歇性跛行的疼痛位置常有助于确定阻塞性病变的水平。主—髂动脉闭塞主要出现髋部、臀部及大腿肌肉疼痛，特别在伴髂内动脉闭塞时，臀肌疼痛更明显，有人称之为臀肌性跛行。髂—股动脉闭塞间歇性跛行的疼痛主要在臀部、大腿内侧、腰背部。股—腘动脉闭塞主要出现小腿腓肠肌和足部疼痛。胫前或胫后动脉闭塞而其中之一通畅者可不引起症状，但胫后动脉长期闭塞可引起足底部甚至小腿肌肉缺氧而产生疼痛。足趾动脉闭塞多数引起足趾部位疼痛。由于病变广泛和小腿肌肉负荷最重，因而小腿跛行疼痛是任何部位病变最常见的症状。上肢动脉硬化闭塞时，运动可以减轻缺血症状，主要原因为上肢侧支循环丰富，肌肉组织少，运动负荷低。

有时把间歇性跛行分为三组：第一组为血液供应和需要大致相同，有时轻微活动其症状得以缓解，但加速运动和登高时疼痛再度出现；第二组为疼痛一旦出现，停止步行便得以缓解，这种疼痛是可以忍受的，也是治疗的最佳时机；第三组为疼痛逐渐增强，常为剧痛，需立即停止步行，治疗需要考虑治疗方案个体化。

除下肢动脉硬化闭塞症外，主动脉缩窄、动脉纤维肌发育不良、腘动脉瘤、腘动脉窘迫综合征、多发性大动脉炎、血栓闭塞性脉管炎等多种非动脉粥样硬化性血管病变，均可引起下肢间歇性跛行。此外多种神经源性疾病、肌肉关节性疾病和静脉疾病也可能产生小腿疼痛症状，因此间歇性跛行的病因需要鉴别诊断（见表 4-1）。

3. 静息痛

在休息状态下也发生疼痛，最初在足趾发生难以忍受的疼痛，其后可发展至足底及踝部。疼痛分布的范围各异，一般在患肢末端，不是特殊的神经分布区，特别是夜间平卧 10～20 分钟后发生，常通过下垂足部及行走缓解疼痛，再次平卧入睡时因血流动力学关系且动脉压降低，缺血症状加重，静息痛剧烈，严重影响睡眠和日常生活。静息痛表明四肢皮肤最低的营养血流也受到限制，除引起组织营养改变外，皮下亦有无菌性炎症。

表 4-1 间歇性跛行的鉴别诊断

症状/疾病	疼痛或不适的部位	不适的性质	症状与运动的关系	休息的影响	体位的影响	其他特点
间歇性跛行（小腿）	小腿肌群	痉挛性疼痛	相同程度的运动后发生	很快缓解	无	重复性
慢性骨筋膜室综合征	小腿肌群	突发紧痛	一定程度运动后（如慢跑）发生	缓解很慢	抬高肢体可快速缓解症状	常见于肌肉发达的运动员
静脉性间歇性跛行	全下肢，但大腿及腹股沟的症状通常更重	突发紧痛	步行后发生	缓解慢	抬高肢体可快速缓解症状	髂股深静脉血栓形成史，静脉淤血及水肿征象
神经根的压迫（如椎间盘突出）	沿患肢向下的放射性疼痛，常位于后方	尖锐的针刺样痛	立即或很短时间内发生	不能很快缓解（休息过程中也常出现）	调整后背位置可能有助于缓解症状	有背部疾病史
症状性腘窝囊肿	膝关节后方沿小腿向下的疼痛	肿胀、酸痛、压痛	运动时发生	休息过程仍有症状	无	无间歇性跛行
间歇性跛行（髋部、大腿、臀部）	髋部、大腿、臀部	疼痛不适及无力感	相同程度的运动后发生	很快缓解	无	重复性
髋关节炎	髋部、大腿、臀部	疼痛不适	不同程度的运动后发生	不能很快缓解（休息时也常出现）	采用下肢获支撑的坐姿较为舒适	多变，可能与活动量和天气变化有关
脊髓压迫症	髋部、大腿、臀部（相应皮节）	无力感多于疼痛感	行走或站立相同时间后发生	仅体位改变可缓解症状	可通过坐或前屈改变腰椎屈曲压力以缓解症状	频繁发作背部疾病史，腹内压增高可诱发症状
间歇性跛行（足）	足、脚弓	严重的深部疼痛和麻木感	相同程度的运动后发生	很快缓解	无	重复性
关节炎、炎症反应	足、脚弓	酸痛	不同程度的运动后发生	不能很快缓解（休息时也常出现）	可能通过不承重而缓解	多变，可能与活动量有关

4. 足趾溃疡或坏疽

晚期可出现足趾紫绀，皮肤发亮，趾甲变厚、变形等。病变继续发展将产生局部肿胀或水疱，进而产生自发性溃疡或坏疽，轻微外伤即可加重局部破溃。溃疡、坏死一般发生于两趾之间、足趾尖及足趾受压部位，向上可累及足部和小腿，但不超过膝关节。多发生干性坏疽，合并感染者可产生湿性坏疽及中毒症状。

5. 其他症状

病变部位较高者可产生腰痛、阳痿等症状，部分患者可有缺血性神经炎，患肢常有与感觉神经分布区域一致的麻木、烧灼感，由上向下放射到整个肢体的闪电样疼痛。该症状的轻重主要取决于缺血程度和患者痛阈的高低。尚可发生废用性肌萎缩、关节僵直、屈曲挛缩。

6. 临床分期和分型

下肢动脉硬化闭塞症的分型与分期多是根据部位、临床特点而制定，而且在指导治疗上均有一定的意义，分型与分期的方法很多，适用于临床的有以下几种：

分型：

1991 年美国哈佛医学院提出，将下肢动脉硬化闭塞症分为三型。

Ⅰ型

病变多局限于腹主动脉末端及髂总动脉，无远端分支病变。临床并不常见，仅占 5%～10%。由于病变周围有广泛侧支循环，很少发生下肢缺血症状。有些患者血管造影发现，主动脉、髂动脉及股动脉管腔细。主动脉分叉位置高，临床称为主动脉发育不良综合征。患者发病年龄多在 50 岁左右，很少伴有高血压、糖尿病，但常伴有明显高血脂，可有 Leriche 综合征表现。

Ⅱ型

病变主要集中于腹部动脉，同时累及髂外动脉甚至股总动脉，占 20%～25%。多数表现为下肢缺血症状，如静息痛、皮肤缺血性溃疡等。

Ⅲ型

为多水平、多节段、弥漫性病变，同时累及流入道及腹股沟韧带以下的流出道动脉，约占 65%。发病年龄在 70 岁左右，男性发病率高（男女比例约为 6：1）。患者多同时伴有高血压、糖尿病及身体其他部位的动脉粥样硬化，包括脑动脉、冠状动脉、内脏动脉等。常表现为明显下肢缺血症状，可发生缺血性溃疡、坏死等（见图4-2）。

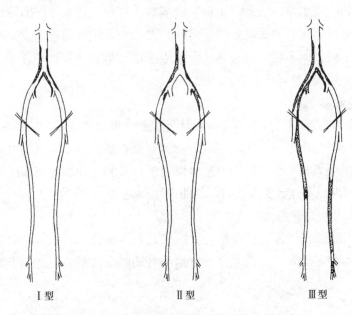

Ⅰ型　　　　　　Ⅱ型　　　　　　Ⅲ型

图4-2　美国哈佛医学院下肢动脉硬化闭塞症分型

泛大西洋协作组织共识（TASC）是迄今比较全面论述下肢动脉硬化闭塞症诊治的指南性文件，对临床有重要指导意义。为了在外科手术或腔内介入治疗二者间作出合理选择，TASC将主髂动脉硬化闭塞与股腘动脉硬化闭塞按病变形态分为4级。

A级：病变局限，有较好的预期结果，应该通过腔内技术来治疗。

B级：病变稍有延长，但权衡手术与腔内治疗的危险性和预期通畅情况，仍然以腔内治疗为主。

C级：病变通过手术重建有较好的效果，但对于伴有高危因素的患者可以尝试选择创伤小的腔内技术。

D级：病变则应当选择手术治疗。

TASC分型：

主髂动脉分型：

A型病变：髂总动脉（CIA）单侧或者双侧的狭窄；髂外动脉（EIA）单侧或者双侧的单个短的（≤3cm）狭窄。

B 型病变：肾下主动脉短的（≤3cm）狭窄。

单侧髂总动脉闭塞：髂外动脉单个或多发的狭窄总计 3～10cm 未累及股总动脉；单侧髂外动脉闭塞未累及股总动脉或髂内动脉起始部。

C 型病变：

双侧髂总动脉闭塞；双侧髂外动脉狭窄 3～10cm 未累及股总动脉；单侧髂外动脉狭窄累及股总动脉；单侧髂外动脉闭塞累及髂内动脉起始部和（或）股总动脉；单侧髂外动脉严重钙化闭塞包括（不包括）累及髂内动脉起始部和（或）股总动脉。

D 型病变：

肾下主髂动脉闭塞；主动脉和双髂动脉弥漫性病变需要处理的；弥漫的多发狭窄累及单侧髂总动脉，髂外动脉和股总动脉；单侧的髂总动脉和髂外动脉联合闭塞；双侧髂外动脉闭塞；髂动脉狭窄伴动脉瘤，或存在需要手术治疗的其他主动脉或髂动脉狭窄病变。

股腘动脉分型：

A 型病变：单个狭窄≤10cm；单个闭塞≤10cm。

B 型病变：多发病变（狭窄或闭塞），每个长度≤5cm；单个狭窄或闭塞≤15cm 未累及到膝下腘动脉；单处或多处病变，在胫动脉没有持续的血流情况下，进行外科旁路移植术可改善并向肢体远端供血；严重钙化闭塞≤5cm；单纯腘动脉闭塞。

C 型病变：多发的狭窄或闭塞总计＞15cm 包括或不包括严重钙化；介入治疗后需要处理的再狭窄或闭塞。

D 型病变：CFA 或 SFA（＞20cm，包括腘动脉）慢性完全闭塞；腘动脉和临近的三分叉慢性完全的闭塞。

分期：

对于临床表现的严重程度，可用 Fontine 分期或 Rutherford 分期进行划分，以增加临床评价的客观程度，并使各类临床治疗结果之间具有更强的可比性。目前常用的是 Rutherford 分期，由轻至重分为 0～6 共七个等级。

Rutherford 0 级：无临床症状，踏车试验或反应性充血试验正常，无动脉阻塞的血液动力表现。

Rutherford 1 级：轻度间歇性跛行，完成踏车试验，运动后踝动脉压＞50mmHg，但休息时踝动脉压低于约 20mmHg。

Rutherford 2 级：中度间歇性跛行，界于 1～3 级之间。

Rutherford 3 级：重度间歇性跛行，不能完成踏车试验，运动后踝动脉压＜50mmHg。

Rutherford 4 级：缺血性静息痛，休息时踝动脉压＜40mmHg，足背和胫后动脉几乎不能触及，足趾动脉压＜30mmHg。

Rutherford 5 级：小块组织缺损、非愈合性溃疡，局灶性坏疽伴足底弥漫性缺血改变，休息时踝动脉压＜60mmHg，足背和胫后动脉几乎不能触及，足趾动脉压＜40mmHg。

Rutherford 6 级：大块组织缺损，超过跖骨平面，足部功能无法保留，其余标准同 Rutherford 5 级。（标准踏车试验在 15° 斜面上，速度为每小时 3.22km，时间 5 分钟）。

根据患者症状的严重程度，按 Fontaine 分期，一般将临床表现分为 4 期。

第 1 期：轻微主诉期

患者仅感觉患肢皮温降低、怕冷，或轻度麻木，活动后易疲劳，肢端易发生足癣感染而不易控制。

第 2 期：间歇性跛行期

当患者在行走时，由于缺血和缺氧，较常见的部位是小腿的肌肉产生痉挛、疼痛及疲乏无力，必须停止行走，休息片刻后，症状有所缓解，才能继续活动如再行走一段距离后症状又重复出现，小腿间歇性跛行是下肢缺血性病变最常见的症状。

第 3 期：静息痛期

当病变进一步发展而侧支循环建立严重不足，使患肢处于相当严重的缺血状态，即使在休息时也感到疼痛、麻木和感觉异常。疼痛一般以肢端为主。

第 4 期：组织坏死期

主要指病变继续发展至闭塞期，侧支循环十分有限，出现营养障碍症状。在发生溃疡或坏疽以前，皮肤温度降低，色泽为暗紫色。早期坏疽和溃疡往往发生在足趾部，随着病变的进展，感染坏疽可逐渐向上发展至足部、踝部或者小腿，严重者可出现全身中毒症状。

（二）体征

下肢动脉硬化闭塞症的查体很重要，必须遵循视诊、触诊和听诊相结合的原则。

1. 视诊

皮肤苍白、发绀，皮肤萎缩、脱毛等。此外可见趾甲变形、肌肉萎缩、关节挛缩、足趾溃疡及坏疽等。溃疡为单个圆形，边缘不整，肉芽不新鲜，伴有恶臭的分泌物，多位于足底的跖趾关节、拇指端、足跟及小关节等处。有时肢体远端有血栓形成，可出现蓝趾综合征。

2. 触诊

患侧皮温低下为较特征性的体征之一。触诊时手背和指背比手掌更敏感。动脉搏动的触诊至关重要，应避免将检查者指动脉搏动误认为患者动脉搏动。必要时双侧对比或两人检查。一旦触及足背动脉或胫后动脉搏动，则不可轻易诊断为动脉硬化闭塞症。

足背动脉检查方便、可靠，但对触诊所得结果应准确描述。临床常将足背动脉搏动分为 0～4 级。不能简单地描述成（－）、（＋）或可疑。0 级表示不能触及；1 级表示动脉搏动存在但明显减弱；2 级表示动脉搏动轻微减弱；3 级表示动脉搏动正常；4 级表示搏动异常增强。值得注意的是，在股浅动脉或腘动脉近端阻塞时，患侧膝部皮温高于对侧这一体征称为膝充血征，提示膝部动脉与股深动脉之间侧支循环增加。检查必须认真仔细，动作轻柔，并且要左右对比，不可与检查者自己的动脉搏动或肌肉收缩混淆。

3. 听诊

动脉狭窄段可以闻及血管杂音，腹主动脉闭塞可在胸部至脐闻及血管杂音。髂总动脉及股总动脉闭塞可在腹股沟区闻及血管杂音。随着狭窄的进展，血管杂音逐渐增强，血管完全闭塞时则血管杂音消失。

（三）体格检查

1. 伯格征

取仰卧位，患者双下肢抬高，髋关节屈曲 45°～90°，3 分钟后如果见足部皮肤苍白，则提示供血不全。皮肤颜色变化不明显者，踝关节屈伸负荷运动约 30 秒，如果患肢特别是足底苍白即为阳性。

2. 下垂试验

在上述试验基础上再嘱患者坐起，双足自然下垂，健侧皮肤色调 10 秒左右恢复正常，＞10 秒者提示供血不全，＞20 秒者提示严重供血不全，若转潮红后又出现斑片状发绀亦属阳性。

3. 足背静脉充盈试验

取仰卧位，双下肢抬高，髋关节屈曲45°～90°，使下肢静脉排空，再嘱患者坐起，双足自然下垂，正常人足背静脉于5～10秒内充盈，>10秒者，提示动脉供血不全；1～3分钟者，提示严重供血不全；3分钟以上者，提示侧支循环不佳，是坏疽的先兆。

4. 指压试验

手指压迫指甲或皮肤后的一过性苍自应于1～2秒内消失，动脉供血不全者肤色恢复较慢，指压后局部无变化者，提示即将发生坏死。

四、检查

（一）一般检查

因患者多为老年人，可能存在多种伴随疾病及动脉粥样硬化危险因素，需全面检查，包括血压、血糖、血脂测定，及心、脑血管评估等。

（二）实验室检查

在首次诊断下肢动脉硬化闭塞症时，应常规进行适当的实验室检查，以发现是否存在可以治疗的高危因素（糖尿病、高脂血症等）和相关动脉硬化所致的器官损害（如肾功能）。

1. 血细胞计数

血红蛋白增多症、红细胞增多症、血小板增多症。

2. 血糖

空腹和（或）餐后血糖、糖化血红蛋白。

3. 尿常规

了解有无血尿、蛋白尿等。

4. 肾功能

了解肾功能情况对判断患者是否耐受血管外科手术十分重要，有利于评估术后肾衰的可能性及采取相应对策。除常规检查外，需进行肌酐清除率、尿浓缩试验及肾图等。肌酐清除率代表肾小球滤过率，当低于50mL/min，血清肌酐开始上升。血清肌酐＞265mol/L，尿素氮＞8.9mmol/L 说明存在肾功能障碍。肾图检查可以通过描记示踪剂的时间 - 放射性升降曲线对单 / 双肾功能进行评估。注意不应为检查而延误急诊手术时机。

5. 血清脂质

血清脂质成分主要是 LDL、HDL 及三酰甘油。空腹胆固醇水平＞7mmol/L，人群中间歇性跛行的发病率成倍增加，总血脂浓度与 HDL 的比值是反映下肢动脉硬化发生的最佳预测指标之一。LDL 增高是独立危险因素，与动脉粥样硬化发病率呈正相关，而 HDL 呈负相关。

如患者发病年龄轻、缺乏动脉硬化高危因素、多次发生血栓性事件、有明显家族史和阻塞部位异常、常规治疗效果不佳等情况出现时，则需要进一步的实验室检查。排除非动脉硬化的可能性，如炎症，高凝状态或代谢缺陷（心磷脂抗体综合征、胆固醇栓塞、高半胱氨酸血症等）。

（三）其他辅助检查

1. 节段性测压

用多普勒听诊器或容积描记仪，可以测量下肢各平面的动脉收缩压，通常包括四个平面：大腿根部、膝上、膝下及踝部。最常用的检测指标为踝部血压（踝部胫前或胫后动脉的收缩压）和踝肱指数（anklehrarhial index，ABI）即踝部血压与同侧肱动脉血压之比，正常值≥1.0，这两项指标的降低程度与下肢缺血的严重程度一致。糖尿病患者由于踝部血压可有假性升高，应测定踝部动脉压。在踏车运动后立即测量踝部动脉压，正常肢体血压几乎不变。而动脉硬化闭塞症患者动脉压及 ABI 下降且恢复较慢，此法为间歇性跛行提供了充分的客观诊断依据。缺血性静息痛常发生于踝部血压＜40mmHg 或趾部血压＜30mmHg 时。踝部血压测定对于判定肢体是否发生缺血性坏疽具有重要意义。总之，ABI 消除了年龄、全身动脉硬化对下肢血压绝对值的影响，能更精确地反映下肢缺血的严重程度。

2. 动脉波形检查

采用多普勒超声血流仪及各种容积描记仪均可对动脉波形加以描记。多普勒超声血流仪测得的正常动脉波为三相波形：第一相表示收缩期前进血流；第二相表示舒张早期的血液反流；第三相表示舒张晚期短小的前进血流。容积描记仪测得的正常动脉波为双相形，即具有主峰波和重波。而在动脉硬化闭塞症患者，动脉波形发生明显变化。重波消失可以作为早期下肢动脉硬化闭塞症的客观诊断指标之一。

3. 足趾微循环的测定

通过微循环显微镜可以测定足趾微血管中的血流速度，各种血细胞的变形能力，有助于反映足部毛细血管的灌注情况，对于指导临床用药及手术效果的评价具有一定作用。微血管形态的观察，有助于诊断是否存在胶原性疾病等全身疾患。

4. 经皮氧分压测定（PtO_2）

通过测定静息状态，运动后局部组织的氧分压，有利于了解下肢供血情况，并对患肢截肢平面的选择，以及估计截肢后创口能否愈合提供一定帮助。一般认为，若 $PtO_2 < 20mm\ Hg$（$1mmHg = 0.133kPa$），将不可避免地出现坏死；若 $PtO_2 \leq 40mmHg$，则可能出现创口愈合不良；若 $PtO_2 > 40mmHg$ 则可成功愈合。

5. 血管快速扫描

血管快速扫描仪于 1991 年由英国人发明，该仪器根据多普勒效应原理，可以准确测量动脉内血流流速以及粥样硬化斑块所占横截面的百分比。该仪器小巧、轻便，便于术前、术后进行床旁检查，探测迅速，完成双下肢血管扫描仅需 15 分钟，输出影像直观，可以模拟进行体表定位。

6. 核素灌注扫描

应用铊核素扫描，以 γ 相机计数缺血病变区域背景区的反射活性，若比率 $>1.75:1$ 者，几乎 90% 可获治愈。若比率 $<1.5:1$ 者，极少治愈。

7. 多普勒超声

为简便、无痛、无创检查，费用相对较低，准确率较高，能确定动脉硬化闭塞的范围，提供动脉壁的情况，帮助选择正确的血管吻合部位。近年来采用术中血管多普勒超声，有助于在致密疤痕组织中寻找合适的血管，并可及时检测血管吻合成功后流入道及流出道的情况，有利于及时发现血栓形成。

8. CT 血管造影（CTA）

CTA 是术前常用的无创性诊断方式，随着机器性能提高和软件的更新，在一定程度上可以替代数字减影血管造影（DSA）。CTA 图像由于动脉壁的钙化影响动脉的有效显影，对远端小动脉的显影有时不理想。通过阅读横断面原始图像，可以提高诊断准确性。

9. 磁共振血管成像（MRA）

MRA 也是术前常用的无创性诊断方法，可显示动脉硬化闭塞症的解剖部位和狭窄程度。但 MRA 图像有时会夸大动脉狭窄程度，体内有铁磁性金属植入物时不适合行 MRA。缺点是扫描时间长、老年或幼儿患者耐受性差。

10. 数字减影血管造影（DSA）

DSA 可以准确显示病变部位、性质、范围和程度，目前仍然是诊断动脉硬化闭塞症的金标准。但作为一种有创检查，有一定的并发症发生率。随着 CTA 和 MRA 成像技术的提高，DSA 较少单独用于诊断。通常可以通过无损伤检查提供初步诊断资料，必要时再行 DSA 检查。尤其是在 CTA 和 MRA 成像不佳、不能明确诊断时，DSA 仍是最为重要的检查手段。如果患者行腔内治疗的可能性大，则首选无损伤诊断，血管造影明确病变部位及性质后，同期进行腔内治疗。

11. 腔内血管超声

10～30MHz 腔内血管超声具有高度敏感性、准确性，可以提供 CTA、MRA 等检查不能获得的一些信息，联合应用可以增加诊断准确性。由于血管造影为一维或二维成像，评估狭窄性病变存在失真现象。腔内血管超声可精确探知血管阻塞面积及狭窄程度，对于动脉严重偏心性狭窄，比血管造影更加精确。它区分血栓与纤维斑块可能存在困难，但是比血管造影确定血栓更敏感，还可区分纤维化与钙化。腔内血管超声尚可评估球囊扩张成形术的效果，检出内膜分层、内膜瓣形成，指导植入血管支架及腔内移植物。

12. 血管镜检查

血管镜可清晰探知动脉硬化闭塞症早期斑块、附壁血栓、溃疡形成、内膜分层、内膜瓣浮动。动脉血栓取出术中，血管镜不仅能确定急性狭窄，也可发现造影漏诊的残余血栓。血管镜对于静脉瓣去除不全、移植静脉硬化、内膜瓣片、分支结扎不全、附壁血栓形成、吻合不良、扭转等影响血管旁路移植术成功率的病变最敏感、最特异，20%～30% 血管造影不能发现的重要征象可被血管镜检出。

五、诊断和鉴别诊断

（一）诊断标准

下肢动脉硬化闭塞症的主要诊断标准：

1. 年龄＞40岁。

2. 有吸烟、糖尿病、高血压、高脂血症等高危因素。

3. 有下肢动脉硬化闭塞症的临床表现。

4. 缺血肢体远端动脉搏动减弱或消失。

5. ABI≤0.9。

6. 彩色多普勒超声、CTA、MRA 和 DSA 等影像学检查显示相应动脉的狭窄或闭塞等病变。

符合上述诊断标准前 4 条可以做出下肢动脉硬化闭塞症的临床诊断。ABI和彩色超声可以判断下肢的缺血程度。确诊和拟定外科手术或腔内治疗方案时，可根据需要进一步行 MRA、CTA、DSA 等检查。

（二）鉴别诊断

1. 血管闭塞性脉管炎

血管闭塞性脉管炎（Buerger 病）多见于青壮年男性，患者无高血压、冠心病病史，血脂不升高，在发病过程中，30%～40% 的患者小腿及足部反复发生游走性血栓性浅静脉炎，中、小型动静脉受累，无全身动脉粥样硬化的表现。动脉造影可见动脉呈节段性闭塞，而病变上下段血管壁无异常。动脉硬化闭塞症多按 Fontaine 分期逐渐演进，血管闭塞性脉管炎则迅速出现 3、4 期表现。

2. 糖尿病所致末梢神经炎和坏疽

单纯动脉硬化闭塞症和糖尿病性动脉硬化闭塞症早期鉴别较困难。糖尿病性动脉硬化闭塞症中期时，两者可以鉴别，例如血糖、尿糖升高，病史多在 5～10 年，常合并肾病、肝病、视网膜出血、冠心病、脑梗死等。既有动脉粥样硬化闭塞症又有糖尿病性动脉硬化闭塞症，鉴别十分困难。糖尿病所致的末梢神经炎和坏疽与动脉硬化闭塞所致的溃疡和坏疽各有特点，鉴别见表 4-2。

表 4-2　动脉粥样硬化闭塞症所致溃疡与糖尿病性溃疡鉴别诊断

项目	动脉粥样硬化闭塞症所致溃疡	糖尿病性溃疡
原因	缺血所致	神经营养障碍，血管运动神经障碍
好发部位	足尖、足背、内外踝部	足尖、足底、踝部
疼痛	剧烈，特别在夜间	无
溃疡	边缘不齐，肉芽形成不良，多发	圆形、深在，边缘锐利，容易出血（多为动脉性）

3. 神经源性跛行

腰椎间盘突出、多发性神经炎及梨状肌综合征等往往与动脉硬化闭塞症的早期、中期症状相似，但这些疾病的患者下肢血管搏动正常，存在神经系统阳性体征，肌电图、腰椎 CT 或 MRI 有助于明确诊断。

4. 多发性大动脉炎

多发性大动脉炎病变主要累及主动脉弓分支动脉起始部，其次是腹主动脉及其主要分支动脉，髂、股动脉闭塞或狭窄较少见。好发年龄为 10～30 岁，女性发病率是男性的 2～3 倍，起病缓慢，全身伴有风湿症状者占 60%～65%。患者可有上、下肢和脑部缺血症状。同时可有肾血管性高血压，常伴有发热和红细胞沉降率加快。病理为多发性大动脉炎性纤维增生及狭窄。

5. 主 - 髂动脉栓塞

常继发于心律失常、心房纤颤。发病突然，可出现患肢剧痛（pain）、皮肤苍白（pallor）、运动障碍（paralysis）、感觉异常（parasthesia）、动脉搏动消失（pulselessness），即"5P"征。腹主动脉分叉部骑跨栓可表现为双下肢瘫痪等脊髓缺血症状。

6. 关节炎

膝、髋关节炎也可出现小腿或大腿疼痛，在活动时加剧，患者同时伴有关节积液或关节活动受限征象，肢体动脉搏动多正常，X 线平片显示关节间隙增宽、狭窄、关节面粗糙等征象，必要时可行关节造影。

7. 腘动脉挤压综合征

由腘动脉和膝部肌肉结构关系先天性发育异常所致，腘动脉受异常肌肉结构压迫，引起狭窄或闭塞。患者多为男性，与吸烟无关。多在青春期至 30 岁期间发病，表现为突然发生的间歇性跛行，通常由某些紧张活动所引起，有时仅在行走第一步时出现，而在奔跑时并不出现上述症状，病变严重者可能危及下肢存活。动脉造影可以提供诊断依据，表现为狭窄后扩张或腘动脉瘤。

8. 腘动脉外膜囊性病变

腘动脉外膜囊性病变病因不清。由于腘动脉外膜下积聚胶冻状神经节样物质，压迫动脉管腔，使血流减少甚至发生动脉闭塞，多发生于30～40岁、非吸烟男性，患者突然出现小腿肌肉痉挛性疼痛。血管造影出现偃刀征及沙漏征时有助于诊断。血管多普勒超声、CT均可确定诊断。

9. 肢体静脉性溃疡

动脉硬化闭塞症肢体溃疡，多出现于肢体慢性受压部位如踝部或拇囊区，而肢体静脉性溃疡多发生于小腿下 1/3，疼痛为中等程度，溃疡为圆形，较浅，底部凹凸不平，多伴静脉性出血。

10. 乌脚病

乌脚病是发生于中国台湾西南沿海一带的地方病，俗称黑斑病，病因尚不清楚。有学者把此病分为三期，即红斑期、溃疡期和坏疽期。有肢体慢性缺血临床表现，男女发病率比例为 1～1.5 : 1。表现为广泛趾部皮肤溃疡。血液前列腺素 I_2（PGI_2）血栓素 A_2 比例失调，血小板聚集性增高。

六、治疗

下肢动脉硬化闭塞症的治疗方法虽然很多，但都有不足之处。保守疗法尚缺乏理想的药物，手术后再狭窄问题又未能很好地解决。治疗方法分为保守疗法和手术疗法，也有人提出病因治疗、对症治疗和血管再生性治疗等概念。

所有下肢动脉硬化闭塞症患者均应接受治疗，治疗的基本原则为：①控制疾病的发展；②促进侧支循环形成改善下肢血供；③保护下肢和足部免受损伤；④减轻缺血性疼痛；⑤处理缺血性溃疡。

需要强调的是，并非所有下肢动脉硬化闭塞症均需手术治疗。在 50 岁人群中，仅有 2%～3% 的患者存在下肢缺血症状，而在间歇性跛行患者中，仅 10%～15% 的患者病情会迅速恶化。因此，对绝大多数下肢动脉硬化闭塞症应采取非手术治疗。

（一）一般治疗

1. 针对心血管危险因素的治疗

（1）降脂药物治疗

建议下肢动脉硬化闭塞症患者使用他汀类药物降脂治疗。他汀类药物主要适用于血中总胆固醇及 LDL 增高为主的患者。以多项随机对照试验研究结果为依据，明确他汀类药物治疗可获益的患者包括：①确诊动脉粥样硬化性心血管疾病（ASCVD）者；②原发性 LDL 升高者（LDL≥4.9mmol/L）；③ 40～75 岁、LDL 为 1.8～4.9mmol/L 的糖尿病患者；④无 ASCVD 与糖尿病，但 10 年 ASCVD 风险＞7.5% 者。应控制 LDL 水平＜2.6mmol/L，对于具有缺血高风险的下肢动脉硬化闭塞症患者，建议控制 LDL 水平＜1.8mmol/L。纤维酸衍生物类降脂药可用于合并低 HDL、正常 LDL 及高三酰甘油血症的下肢动脉硬化闭塞症患者。

（2）抗高血压药物治疗

治疗原则：小剂量开始，优先选择长效制剂，联合应用及个体化。常用降压药物包括钙通道阻滞剂、血管紧张素转换酶抑制剂（ACEI）、血管紧张素受体阻滞剂（ARB）、利尿剂和 β- 受体阻滞剂五类，以及由上述药物组成的固定配比复方制剂。此外，α- 受体阻滞剂或其他种类降压药有时亦可应用于某些高血压人群。对于仅合并高血压的下肢动脉硬化闭塞症患者建议控制血压＜140/90mmHg，对于有高血压同时合并糖尿病或慢性肾病的下肢动脉硬化闭塞症患者建议控制血压＜130/80mmHg。ACEI 类药物适用于有症状的下肢动脉硬化闭塞症患者。β- 受体阻滞剂是有效降压药物，不会对跛行产生负面作用。

（3）糖尿病治疗

糖尿病是动脉硬化发生发展的重要危险因素，对于合并糖尿病的下肢动脉硬化闭塞症患者，必须加强饮食管理。控制血糖目标值：空腹 80～120mg/dL（4.44～6.70mmol/L），餐后 120～160mg/dL（6.7～8.9mmol/L），糖化血红蛋白（HbA1c）＜7.0%。建议患者主动学习并掌握足部日常护理方法，养成足部自我检查习惯，选择合适的鞋袜，正确护理并治疗足部的擦伤、裂伤、溃疡等。

（4）戒烟

吸烟是动脉硬化的主要危险因素之一，可引起血管痉挛、血管内膜损害、脂类代谢异常等，加重或促进动脉硬化发生发展。戒烟是预防和治疗下肢动脉硬化闭塞症的重要措施之一。对于吸烟者应严格要求并督促其戒烟，如戒烟困难可在替代治疗辅助下完成。

（5）抗血小板和抗凝治疗

抗血小板药物共同的作用是抑制血小板活化、黏附、聚集和释放功能，从而产生预防血栓形成、保护血管内皮细胞、扩张血管和改善血液循环的作用。抗血小板治疗可以降低动脉硬化闭塞症患者心梗、脑卒中及血管源性死亡的风险。推荐使用的抗血小板药物包括阿司匹林、氯吡格雷等。低剂量阿司匹林（75～150mg/d）可以获得与高剂量相同的疗效。阿司匹林联合氯吡格雷可降低有症状的下肢动脉硬化闭塞症患者（无出血风险和存在心血管高危因素）心血管事件的发生率，应警惕出血风险。使用传统抗凝药（如华法林）并不能减少心血管事件的发生，而且可能增加大出血风险。

2. 间歇性跛行的治疗

（1）运动和康复治疗

规律的有氧运动可改善最大平板步行距离、生活质量和生活能力。特别是下肢动脉硬化闭塞症的老年患者，运动治疗可增加无痛步行距离和最大步行距离，同时降低血浆胆固醇浓度，降低收缩压。运动治疗必须在专业指导下进行，每次步行30～45分钟，每周至少3次，至少持续12周。推荐的运动方式有行走、伸踝或屈膝运动。也可以采用其他运动形式，但有效性不明确。Fontaine 4级患者不推荐进行常规运动治疗。

（2）药物治疗

1）西洛他唑（cilostazol）

西洛他唑是一种强效磷酸二酯酶Ⅲ抑制剂。1999年美国食品药品监督管理局（FDA）批准用于治疗间歇性跛行。2007年被TASC Ⅱ指南推荐作为治疗间歇性跛行的一线药物。西洛他唑具有抗血小板活性和舒张血管特性，不仅能够直接抑制血小板功能，改善内皮细胞功能，还可通过减少循环中活化或预调节的血小板数目而有效预防血栓性疾病。

2）前列腺素类药物

前列腺素类药物分为静脉和口服剂型，前者如前列腺素E1（前列地尔）等，后者如贝前列素钠及伊洛前列素等。药理作用是扩张血管和抗动脉粥样硬化（保护血管内皮、抗内膜增生、抗血小板）。可提高患肢ABI，改善由下肢缺血引发的间歇性跛行、静息痛以及溃疡等症状。

3）沙格雷酯

沙格雷酯是 5-羟色胺（5-HT2）受体选择性拮抗药。通过选择性地拮抗 5-HT2 与 HT2 受体的结合，抑制血小板凝集及血管收缩。用于改善慢性动脉闭塞症引起的溃疡、疼痛及冷感等缺血症状。

（3）血运重建

应根据患者的自身情况个体化选择合理的血运重建方式。无症状或症状轻微的下肢动脉硬化闭塞症无需预防性血运重建。

1）腔内治疗

许多医疗中心选择腔内治疗作为首选的血运重建方法，因为相对手术而言，腔内治疗并发症发生率和病死率均较低，而且如果治疗失败还可以改用开放手术治疗。当间歇性跛行影响生活质量，运动或药物治疗效果不佳，而临床特点提示采用腔内治疗可以改善患者症状并且具有良好的风险获益比时，建议采用腔内治疗。治疗下肢动脉硬化闭塞症的血管腔内技术较多，例如经皮球囊扩张成形术（PTA）、支架植入、斑块切除术、激光成形术、切割球囊、药物球囊、冷冻球囊以及用药物溶栓治疗或血栓切除等。

A. 主-髂动脉病变

主-髂动脉 TASC A～C 级病变推荐首选腔内治疗。当 TASC D 级病变合并严重的内科疾病或存在其他手术禁忌时也可以选择腔内治疗，但应在有经验的中心完成。当球囊扩张效果不满意时（如跨病变压力差持续存在、残余狭窄＞50% 或发生影响血流的夹层）应植入支架。

B. 股-腘动脉病变

股-腘动脉 TASC A～C 级病变应将腔内治疗作为首选治疗方式；当 TASC D 级病变合并严重的内科疾病或存在其他手术禁忌时也可以选择腔内治疗，但应在有经验的中心完成。对于股-腘动脉病变，球囊扩张成形术是最常用的腔内治疗方法；支架植入可以作为球囊扩张效果不满意或失败后（如压力差持续存在、残余狭窄＞50% 或发生影响血流的夹层）的补救治疗方法。覆膜支架可以作为复杂股浅动脉病变治疗的一个选择。在治疗股-腘动脉病变时，药物涂层球囊较普通球囊具有更高的近期通畅率。激光成形和斑块切除技术等也是股-腘动脉病变腔内治疗的选择。

C. 腘动脉以下病变

保肢是腘动脉以下病变腔内治疗的最主要目的。当需要重建腘动脉以下血运时，腔内治疗应作为首选治疗方案，球囊扩张是首选治疗方法。不推荐常规支架植入治疗，支架植入可以作为球囊扩张成形术效果不满意或失败后（如压力差持续存在、残余狭窄>50%或发生影响血流的夹层）的补救治疗方法。激光成形和斑块切除技术等可作为腘动脉以下病变腔内治疗的选择。

2）手术治疗

A. 手术适应证

严重间歇性跛行影响患者生活质量，经保守治疗效果不佳；影像学评估流入道和流出道解剖条件适合手术；全身情况能够耐受。<50岁患者的动脉粥样硬化病变的进展性更强，导致疗效不持久，这类患者间歇性跛行的手术治疗效果不明确，手术干预要相当慎重。手术应在有经验的医疗中心进行。

B. 手术方式

可以通过解剖旁路或解剖外旁路来重建病变部位血供。当需要通过手术重建主-髂动脉血运时一般选用人工合成材料；需要重建腹股沟韧带以下肢体血运时，可以采用自体静脉或人工合成材料；对于预期寿命不长的患者，可给予恰当的镇痛以及其他支持性治疗；对于复杂的多节段病变，也可采用复合手术（手术联合腔内治疗）的方法分别改善流入道或流出道。

a. 主-髂动脉闭塞性病变

肾下腹主动脉—双侧髂（股）动脉旁路术是主-髂动脉弥漫性病变的推荐术式，可选择经腹或腹膜后入路，也可通过腹腔镜技术进行。不同近端吻合方式（端-端或端-侧）对通畅率无影响，聚四氟乙烯或编织涤纶人造血管均可选择。主-髂动脉内膜切除术是主-髂动脉闭塞可以选择的一个术式，优点是能够避免与移植物可能相关的感染及降低多种晚期并发症。适用于较年轻以及由于血管细小不适合腔内治疗或主-双股动脉旁路术的患者。由于解剖原因或心肺疾病等原因不能行经腹主髂（股）旁路的患者，可考虑改良腹膜后途径或主-单股加股-股旁路术。其他可选择的手术方式有腋-股旁路及单纯股-股旁路术等。胸主动脉在一定条件下也可以作为流入道的选择。除特殊情况（如慢性肾下型主动脉闭塞合并严重跛行而不适合行主-股旁路的患者）外，腋-股旁路一般不用于间歇性跛行的治疗。

b. 腹股沟韧带以下动脉病变

腹股沟韧带以下旁路术，包括人工血管及自体血管旁路，是腹股沟韧带以下动脉疾病最常用的血管重建方法。旁路手术需要在通畅的流入道上建立近端吻合口，流出道质量较远端吻合口位置对通畅率影响更大。流入道的位置包括股总动脉、股浅动脉、股深动脉以及腘动脉甚至胫动脉。旁路远端吻合口的位置包括股动脉、膝上及膝下腘动脉、胫动脉、腓动脉甚至足背动脉。自体静脉旁路术后通畅率优于人工血管旁路术。股动脉内膜剥脱术现在多作为动脉旁路术的辅助，以构建良好的吻合口。内膜切除通常从股总动脉开始，切口超过病变的后部沿股深动脉延伸，通常至少要到一级或二级分支，远端内膜可以固定或不固定。在行腹股沟韧带以下旁路手术的同时处理股深动脉病变非常重要，如果旁路手术失败，充足的股深动脉灌注可防止发生严重的复发性肢体缺血。

C. 手术后随访

主 - 股动脉旁路的通畅率较高，但旁路手术治疗腘动脉以下病变的移植物通畅率较差。影响旁路手术早期（<30 天）通畅率的主要因素包括旁路近端和远端的血管情况、围手术期的抗凝措施和医生的手术技术操作等。影响远期（>90 天）通畅率的主要因素包括吻合口的内膜增生再狭窄以及动脉硬化病变的进展等。动脉旁路术后需定期随访。随访内容包括：记录跛行症状好转情况，病变近端、移植物和远端血管的脉搏情况，多普勒超声检查整个移植物并记录收缩期速度峰值，计算跨病变部位的速度比，测量静息和运动时 ABI。

D. 血运重建后的抗血小板和抗凝治疗

推荐所有行血管重建的患者采用阿司匹林抗血小板治疗，以减少心血管事件的发生，提高通畅率。腹股沟韧带以下动脉裸支架植入术后推荐进行至少 1 个月的双联抗血小板治疗。腹股沟韧带以下动脉旁路术后推荐采用阿司匹林单药或双联抗血小板治疗。也有研究显示腹股沟以下自体静脉旁路术后采用维生素 K 抑制剂（华法林）行抗凝治疗的通畅率优于阿司匹林，人工血管旁路术后采用阿司匹林的通畅率更高，但华法林抗凝治疗的大出血风险增大。因此，应根据患者自身情况制定个体化抗血小板和抗凝方案。采用人工移植物行膝下动脉旁路的患者，推荐采用双联抗血小板治疗。

3. 严重下肢缺血（CLI）和保肢治疗

严重下肢缺血是下肢动脉疾病最严重的临床表现，特点为由动脉闭塞引起的缺血性静息痛、溃疡或坏疽。CLI 患者的预后远不如间歇性跛行患者好，表现在高截肢率及高病死率，因此，对 CLI 的治疗应更为积极。CLI 治疗的目的是保肢，当技术可行时，应对所有 CLI 患者进行血管重建。在患者一般情况稳定的前提下，对心脑血管疾病的治疗不应该影响 CLI 的治疗。

理想的治疗应遵循个体化原则，综合考虑患者临床表现的紧迫性、伴发病和导致 CLI 的局部动脉解剖情况等。如肢体已经是终末期缺血或存在严重感染（如气性坏疽），此时紧急截肢是救命的唯一选择。

CLI 患者合并严重的心肌缺血、心肌病、充血伴心力衰竭、严重肺部疾病或肾功能衰竭时，手术治疗的风险增高，应尽可能首选腔内治疗。

（1）严重下肢缺血的药物治疗

CLI 药物治疗的目的是缓解静息痛、促进溃疡愈合，以及辅助救肢。抗血小板药物（阿司匹林、氯吡格雷和西洛他唑等）可以延缓心血管及其他部位动脉硬化闭塞症的进展。前列腺素类药物（如前列地尔注射液或贝前列素钠）可以有效减轻静息痛、促进溃疡愈合，其中伊洛前列素可有效降低截肢率。在药物治疗过程中或血管重建手术前后，缺血性静息痛或肢体坏疽引起的疼痛需要适当、有效的镇痛治疗，给药方案遵循一般镇痛治疗的三阶梯治疗原则，从对乙酰氨基酚等非甾体类抗炎药开始，如无效可再尝试阿片类镇痛药物。对于缺血性溃疡或坏疽合并感染的患者，需要在病原学检查结果的指导下，有针对性地使用广谱、足量、足疗程的全身抗生素治疗。

（2）严重下肢缺血的腔内治疗

CLI 治疗的最重要转变是从开放性旁路手术逐渐向创伤较小的腔内治疗的转变。在许多医疗中心，腔内治疗已经成为 CLI 血管重建的首选方案，而血管旁路术成为了后备选择。腔内治疗的最大优势是创伤小、并发症发生率低以及近期疗效好，但远期通畅率较低仍是限制其应用的主要原因，因此，更多地适用于亟须救肢但手术风险较高或预期生存时间较短的患者。CLI 的腔内治疗应以重建至少 1 支直达足部的血管为手术目标，具体重建方法可参考"间歇性跛行的腔内治疗"。

（3）严重下肢缺血的手术治疗

对于威胁肢体的严重缺血，如患者预期寿命 >2 年，在自体静脉可用且全身情况允许的情况下，开放手术也可作为首选。对于流入道和流出道均有病变的 CLI 患者，应优先处理流入道病变，如流入道血管重建后，肢体缺血或溃疡仍无好转，应进一步处理流出道病变。如果患者情况允许，也可考虑同时处理流入道和流出道病变；对于肢体已严重坏死、顽固的缺血性静息痛、合并感染或败血症，并且因合并症导致预期生存时间较短的 CLI 患者，应考虑首选截肢；对于预期生存时间不足半年的患者，恰当的镇痛及其他支持性治疗或许是最好的治疗方式。手术方式可通过解剖旁路或解剖外旁路来重建病变部位血供。如流入道血流通畅，且有足够的侧支血管供应远端的股浅动脉，也可选择行单纯股深动脉成形术。从远期通畅率角度考虑，自体血管是首选的移植材料，人工血管次之。尽量选择患侧大隐静脉，如同侧无可用大隐静脉，可选择对侧大隐静脉或小隐静脉及上肢静脉作为移植血管。如需行膝部股腘动脉旁路可选择自体静脉加人工血管的复合旁路术。

1）主 - 髂动脉闭塞性病变

对于临床症状和血液动力学改变明显的主动脉、双髂动脉病变，主 - 双股动脉旁路是最佳的选择，对于一般情况较差不适合行主 - 双股动脉旁路术的双髂动脉闭塞，可考虑腋 - 股 - 股动脉旁路术，但远期通畅率不如主 - 双股动脉旁路。对于单侧髂动脉闭塞，可以选择主 - 髂动脉或髂 - 股动脉旁路术。对于不能耐受上述手术的单侧髂动脉闭塞可采取股 - 股动脉转流术。

2）腹股沟韧带以下动脉病变

导致 CLI 的腹股沟韧带以下股、腘动脉病变常常表现为多节段性狭窄或闭塞。移植血管的选择及远端吻合部位的选择是影响旁路手术效果的两个主要因素：如远端吻合口位于膝上，自体静脉与人工血管旁路的远期通畅率相当，均可选择使用；如远端吻合口位于膝下，应尽可能使用自体大隐静脉作为移植血管，以获得较好的远期通畅率。手术方式为原位或倒置的自体大隐静脉旁路术。当静脉长度不够时，可采用复合序贯式旁路，即人工血管吻合到膝上腘动脉后，用自体静脉与更远处的动脉吻合，必要时还可以使用由人工血管与自体静脉组合而成的复合血管移植物。旁路术的远端吻合部位应选择吻合口远处血流通畅的动脉，并且狭窄程度不超过 20%，如胫后动脉、足背动脉有连续至足部的血流，也可作为旁路术的远端吻合部位。

（4）术后治疗和随访

在无禁忌的前提下，血管重建术后的 CLI 患者均应长期口服抗血小板药物。根据远端吻合口部位及流出道血管的条件及通畅情况应适当加用抗凝药。联合使用抗血小板及抗凝治疗的患者需特别关注有无出血风险。此外，对于动脉硬化危险因素的防治也不应中断。血管旁路术后应进行规律随访。随访的内容包括：缺血症状是否复发或加重、股动脉搏动情况、旁路血管近、远端和旁路血管搏动情况、测定双下肢ABI并与术前对比、多普勒超声检查旁路血管全程（尤其注意吻合口有无狭窄）。对于只解除流入道血管病变后，如随访中发现静息痛、缺血性溃疡或坏疽症状仍持续存在，如患者情况可以耐受手术，应通过旁路手术解决流出道血管闭塞。

4. 糖尿病性下肢缺血治疗

应重视糖尿病下肢缺血的多科综合治疗。在国内学者提出的"改善循环、控制血糖、抗感染、局部清创换药、营养神经、支持治疗"六环法措施的基础上还应增加：①控制高危因素：如降压、降脂和戒烟；如果病因不去除，病变继续发展，治疗的效果就不佳。②截肢（截趾）：当坏疽的病变已经发生，截肢（趾）仍然不失为一种明智的选择。然而无论如何，下肢动脉血流的重建在治疗糖尿病下肢缺血的方法中，是最重要和关键的措施。重建的方法同CLI的治疗。

5. 急性肢体缺血的治疗

急性肢体缺血（ALI）的患者可在数小时内发生神经和肌肉的不可逆性损伤，因此应强调对所有怀疑ALI的肢体血流情况进行多普勒超声检查，尽快评估并决定治疗方案。对所有ALI患者要立即开始抗凝治疗，通常用肝素或低分子肝素。对于威胁肢体存活的ALI患者，需行急诊血运重建。ALI血运重建的方法包括经皮导管内溶栓、经皮机械取栓术、外科血栓切除、旁路手术以及动脉修复等。对于有严重合并症的患者，腔内治疗是首选的血运重建方法，尤其适用于发病14天以内无运动障碍的ALI患者。动脉内置管溶栓是经典的微创、有效的腔内治疗方法。系统溶栓对ALI治疗效果有限。动脉内置管溶栓联合机械取栓术可以快速复通血管、缩短缺血-再灌注时间。经皮血栓抽吸装置可用于外周动脉闭塞所致的急性肢体缺血的辅助性治疗。外科手术治疗适用于出现运动或严重感觉障碍的患者，尤其是下肢缺血严重已威胁患肢存活、腔内溶栓治疗可能延误血运重建时间的ALI患者。对于因心源性或其他来源的栓子脱落引起的急性下肢动脉栓塞，动脉切开取栓术是首选的治疗方法。当肢体无法挽救时，需在患者全身情况恶化之前截肢。血运重建后要密切关注缺血-再灌注损伤导致的局部和全身并发症，出现骨筋膜室（骨间隔）综合征，应该及时行骨筋膜室切开减压。

6. 中医中药治疗

（1）辨病辨证论治

中医以辨证论治为主，但活血化淤法贯穿始终，常配合静脉滴注活血化淤药物，以建立侧支循环，改善肢体血运。

1）寒凝血淤证

肢体明显发凉、冰冷、呈苍白色，遇寒冷则症状加重，步履不利，间歇性跛行、多走疼痛加重，小腿酸胀，休息减轻。舌淡，苔薄白，脉沉迟。病机概要：寒湿之邪阻于脉络，则气血凝滞，经络阻塞，不通则痛。四肢气血不充，失于濡养。治法：温经通脉。治宜温通活血，用阳和汤加味。熟地黄、黄芪各 30g，当归、干姜、怀牛膝各 15g，地龙 12g，麻黄 6g。中成药：脉管复康片、金匮肾气丸、银杏叶片等。

2）血脉淤阻证

肢体发凉怕冷，疼痛，步履沉重乏力，活动艰难，严重者持续疼痛，夜间尤甚、彻夜不寐。肢端、小腿有淤斑，或足紫红色、青紫色。舌有淤斑或舌紫绛，脉弦涩。病机概要：邪阻脉中，经络阻塞，气血凝滞，气血不达四末，失于濡养。治法：活血化淤，通络止痛。治宜益气活血，内服桃红四物汤加味。川芎 15g，当归 20g，生熟地黄各 15g，赤芍 10g，柴胡 6g，枳壳 10g，桃仁 10g，红花 10g，炙甘草 10g。中成药：活血通脉胶囊、脉络疏通颗粒等。

3）气血亏虚证

患肢皮肤干燥、脱屑、光薄、皲裂，趾甲增厚、变形、生长缓慢，汗毛脱落，肌肉萎缩。出现身体消瘦而虚弱，面色苍白，头晕心悸，气短乏力。舌质淡，苔薄白，脉沉细无力。病机概要：气血亏虚，肢端失养，久则肌肉萎缩，患趾溃破。治法：补益气血。药用八珍汤合补阳还五汤加减。熟地黄 30g，当归尾 15g，党参 15g，白术 15g，地龙 10g，黄芪 30g，茯苓 20g，川芎 10g，当归 15g，赤芍 15g。中成药：八珍丸、复方丹参片等。

4）血运重建术后

行外科旁路术后或 PTA 术后，患者下肢缺血症状有明显改善，结合疾病本身血淤存在，治以活血化淤或补益之剂，方如下：①高龄术后体虚予补气扶正，体虚用地黄丸合四物汤加减：滋补肝肾，活血止痛。熟地黄 30g，山萸肉 15g，山药 30g，丹皮 15g，泽泻 10g，茯苓 20g，川芎 10g，当归 15g，赤芍 15g，炙甘草 10g。②虚证不明显者，方用血府逐淤汤加减：温阳通经止痛。川芎 15g，当归 20g，生熟地黄各 15g，赤芍 10g，柴胡 6g，枳壳 10g，桔梗 6g，川牛膝 20g，桃仁 10g，红花 10g。

（2）中成药治疗

①血府逐瘀胶囊：0.4 克 / 粒，每次 6 粒，每天 2 次；②灯盏生脉胶囊：0.18 克 / 粒，每次 2 粒，每天 3 次。

（二）基因治疗

基因治疗是应用基因工程和细胞生物学技术，将一些具有治疗价值的外源性基因导入体内，通过修复、补充失去正常功能的基因及其表达产物，和（或）抑制某些基因的过度表达，从而达到治疗的目的。ASO 的基因治疗主要针对介入、手术治疗后的再狭窄及肢体慢性缺血。

1. 再狭窄的基因治疗

再狭窄的基因治疗主要以病毒、病毒脂质载体、质粒 - 脂质体复合物为载体，应用球囊导管、血管内支架、移植物预先浸泡法或加压灌注法、基因缝线法等定位基因转导技术进行，同时包括应用反义核酸技术。主要备选目的基因包括抗血栓形成的基因、血管活性物质的基因、生长因子和细胞因子的基因、癌基因与抑癌基因、细胞周期调节基因（包括凋亡相关基因）、抑制胶原和细胞外基质合成的基因等。

2. 肢体慢性缺血的基因治疗

通过向阻塞动脉近端转移具有促血管再生作用的基因，或者直接将目的基因多点注射于缺血区肌组织内，可跨越阻塞动脉段建立丰富的侧支循环，该技术又被形象地称为"分子搭桥术"。

已经证明，在已知各种生长因子中，只有 VEGF 专性作用于血管内皮细胞（VEC），促进其转移、复制，在血管生成信号传递过程中，其至关重要的作用不能以其他内皮分裂原及血管生成因子替代，它对血管发生、侧支循环建立及维持血管壁通透性和内皮完整性均有重要意义。VEGF 的生物学效应还包括：①是 NO 释放的潜在刺激因子，维持再生内皮细胞 NO 的产量，显示舒血管活性；②提高纤溶酶活性，防止血栓形成；③增加毛细血管通透性。因此，真正用于基因治疗的是 VEGF。1994 年初，NIH 提出 VEGF 基因治疗用于临床的申请，同年 12 月 17 日第 1 例用于临床，从此开创了非遗传性心血管疾病基因治疗的先例。

目前 VEGF 基因治疗的适应证为：

（1）年龄大于 40 岁。

（2）有严重静息痛且用镇痛药方能控制。

（3）难治性缺血性溃疡。

（4）踝肱指数＜0.6。

（5）血管造影显示下肢有一处或多处闭塞，阻塞动脉必须是动脉插管能够达到的部位。

VEGF 基因治疗的禁忌证包括：

（1）2 个月内曾接受腹主动脉、髂动脉或肢体动脉旁路移植手术、内膜剥脱术或血管成形术治疗。

（2）X 线或放射性同位素检查显示缺血肢体伴发骨髓炎。

（3）1 年内伴发其他疾病而影响以后临床基因治疗随访结果者。

（4）既往有肿瘤病史或现患肿瘤者。

（5）实验室检查有明显肝功能异常，或前列腺特异性抗原、癌胚抗原异常者。

（6）胸片、腹部 CT、乳腺 X 线摄片、前列腺检查发现恶性赘生物者。

（7）伴有明显 I 型糖尿病、糖尿病性视网膜病变及其他糖尿病性眼科并发症者。

目前，基因治疗方兴未艾，再狭窄的基因治疗尚处于动物试验阶段。VEGF 基因治疗已经进入临床试验阶段，均显示满意疗效。该研究为下肢缺血性疾病的治疗开辟了新途径，具有广阔的应用前景。

（三）干细胞移植

干细胞移植为 21 世纪最先进的技术之一，是近年来血管外科领域一项新的治疗方法。其理论依据是干细胞为具有多向分化潜能的细胞，可以分化为各种机体组织细胞。干细胞可以分化为成血管细胞、血管内皮祖细胞，并进一步分化形成新生毛细血管。自体干细胞移植正是利用这一原理，通过骨髓动员、细胞移植等新技术，在缺血肢体形成新生血管，改善血供。但是干细胞移植尚有较多问题有待解决，作用机制尚不十分明确，在安全性、能否获取足够的、能够特异分化的干细胞并有效的移植方法，是否联合应用细胞生长因子等方面，仍需要较多的探索。

（四）外科疗法

严重间歇性跛行、缺血性静息痛及组织缺血坏疽等均应及时采用手术疗法。

选择何种术式应考虑：①病变形态；②手术危险性；③既往治疗（即旁路术或血管扩张成形术）；④患者预计生存期；⑤医疗条件与医师的经验。

现将常用术式分述如下：

1. 主-髂动脉内膜切除术

1947 年，Dos Santos 首次报道主-髂动脉内膜切除术（aortoiliac endarterectomy）。主-髂动脉内膜切除术与人工血管旁路术相比有以下优点：①属自体血管手术，没有人工血管植入；②较少发生感染，尤其是用于伴有其他部位感染性疾病易发生脓毒症者；③动脉内膜切除，解除髂内动脉起始处狭窄，可使阳痿得到缓解。多用于间歇性跛行患者而非临界性缺血者。

（1）适应证

Ⅰ型主-髂动脉闭塞性病变的患者，病变限于髂总动脉或刚刚超过髂总动脉分叉。

（2）禁忌证

1）发现有任何动脉瘤样改变的征象。

2）腹主动脉闭塞达肾动脉水平。

3）主-髂动脉病变范围达髂外动脉或远端（Ⅱ、Ⅲ型患者）。

（3）麻醉与体位

多采用全身麻醉，仰卧位，如采取左侧腹膜外入路时，左侧身体垫高 $30°\sim40°$。

（4）手术方法

腹部正中切口，充分游离腹主动脉、髂动脉，包括其分支动脉，超出病变两端 $2\sim3cm$，范围一般包括腹主动脉远端，两侧髂总、髂外、髂内动脉，以及骶中动脉、腰动脉。动脉切开的范围应当超过拟行动脉内膜切除的范围，可以做两处动脉切口。一个切口位于肠系膜下动脉右侧，向下延长至右髂总动脉，在左侧髂总动脉做另一纵向切口。这种切口可以减少对腹主动脉前方腹腔神经丛的损伤。内膜切除的深度应达内膜下方，应用内膜剥离器可以达到这一深度。沿整个病变段进行全周游离，然后用直角血管剪剪断远、近端，将内膜完整切除。内膜切除后用肝素盐水冲洗管腔，如果远端内膜游离，可做数针间断褥式缝合，使其固定于血管壁上。用4-0或5-0Prolene线连续缝合动脉切口。在完全缝合之前，先短暂放松远端阻断钳，然后放松近端阻断钳，将残留管腔内的碎屑或栓子冲出管腔，最后打结闭锁动脉切口。如果主动脉管腔较小，直接缝合动脉可能导致管腔狭窄，在这种情况下可以应用PTFE补片，修补完成之后，放松阻断钳，一般用纱布轻轻压住缝合处即能止血。在恢复血流之前，应用少量ZT胶滴注于PTFE血管针眼附近，止血效果更好。

（5）术后处理

无论是动脉内膜切除还是各种旁路移植术，术后管理大体相同。主要注意以下几点：

1）严密监测患者的呼吸、血压、脉搏、尿量及意识状态。

2）抬高术侧肢体，勿挤压人工血管，肢体弯曲时间不能过长，防止继发性血栓形成。

3）应用抗凝疗法防止术后移植的自体或人工血管血栓形成，特别是长期应用抗血小板药物。

4）注意术侧肢体远端动脉搏动情况。

5）术后应用抗生素2周，以预防感染。

（6）疗效

多数研究结果显示，5年通畅率为60%～94%。

2. 主-髂动脉人工血管旁路移植术

主-髂动脉人工血管旁路移植术（aortoiloacbypass grafting）以主-双股动脉旁路移植术疗效最好，被视为主-髂动脉阻塞性病变的金标准手术疗法。目前很多仅有间歇性跛行、局限病变者选择介入治疗，主-双股动脉旁路移植术限用于有广泛病变及临界性缺血者。

（1）适应证

1）Ⅱ、Ⅲ型主-髂动脉闭塞性病变的患者。

2）严重间歇性跛行影响工作或生活不能自理，静息痛伴踝动脉压＜50mmHg者。

3）由于主-髂动脉病变栓子脱落。肢体远端反复发生栓塞。

4）主-髂动脉闭塞性病变合并动脉瘤。

（2）术前准备

1）心脏功能检查

在 ASO 手术死亡的病例中，86% 死于心肌梗死。因此，应进行全面的心脏功能检查。包括心电图、动态心电图、心功能检查、运动试验、心电向量等。必要时可以行心肌核素扫描、冠状动脉造影，以确定心脏功能状态。如果异常，可先行内科治疗，必要时先行冠状动脉搭桥术，再行下肢血管重建术。术中应给予连续心电监测、中心静脉插管，以指导输液治疗。

2）肺功能检查

ASO 患者多有吸烟史，术前检查应包括胸部正侧位片、肺功能检查、血气分析等。如果发现异常，应先予以纠正。

3）肾功能检查

包括尿常规、血尿素氮（BUN）、尿肌酐（Cr）、静脉肾盂造影、同位素肾图、尿浓缩稀释实验等，应根据每个患者的情况进行。

4）脑血管功能检查

患者常伴有脑动脉及颈总动脉粥样硬化，卒中约占死亡病例的 14%，因此术前应仔细询问患者有无脑血管缺血症状，并可行脑电图、脑血管多普勒超声、脑部 CT 检查，必要时可行脑动脉造影，而对双侧颈总动脉及其分叉部进行常规血管超声检查，对于发现该部位的粥样硬化病变也极有帮助。

5）血生化检查

包括凝血三项、凝血酶原时间、血浆纤维蛋白原定量、甘油三酯、血液黏度、血常规检测，这些对于指导术中、术后用药，以及判断预后具有一定帮助。还应进行肝功能检测，如果有异常应先予以治疗。

6）血管造影

需要外科手术治疗的病例必须进行下肢动脉造影，对于判断和评估病变范围和流入道、流出通道状态均有益。

（3）麻醉与体位

全身麻醉，取仰卧位。

（4）手术方法

1）切口与显露

取腹部正中切口，左侧绕脐从剑突至耻骨联合。技术改进包括采用横切口、腹膜后切口，或者腹腔镜下手术。如果选择两侧股动脉作为远端流出道，则于腹股沟韧带下方做纵向切口。以显露两侧股总动脉开腹后在肾静脉以下2～3cm游离腹主动脉，应尽可能高位游离腹主动脉，因为靠近肾动脉处腹主动脉多无病变，便于进行血管吻合。有时需要结扎1～2对腰动脉，以游离腹主动脉。主动脉后壁可用手指钝性分离，但要避免损伤下腔静脉或腰静脉。对于病变位置很高的患者，需要游离肾静脉，必要时可以结扎、切断肾上腺静脉、精索静脉或卵巢静脉。在需要切断、结扎肾静脉的情况下，一定要在靠近下腔静脉侧切断肾静脉，近端缝合闭锁，必须保留完整的肾上腺静脉和精索静脉，为左肾静脉血流保留流出道。

2）近端吻合腹主动脉

游离完成后，在预定吻合处的两端分别置阻断钳，然后横断腹主动脉，远端用3-0Prolene线缝合闭锁，近端多采用双针3-0Prolene线从后壁开始连续缝合。对端吻合适用于闭塞性病变位置较高的患者，或者同时伴有动脉瘤的患者，该法具有下列优点：①从血流动力学的角度看，很少产生湍流，没有髂动脉分流存在；②远期通畅率高，吻合口动脉瘤发生率低；③如果用人工血管原位移植并采取腹膜覆盖，可减少远期发生主动脉-肠瘘的概率。

端侧吻合可用于下列情况：

A. 肠系膜下动脉粗大通畅。

B. 存在起源于腹主动脉下端的迷走肾动脉闭塞性病变，主要位于髂外动脉。

C. 盆腔已经建立广泛侧支循环，而对端吻合可能破坏这些侧支血管，在男性可能导致阳痿。

如果吻合方法正确，对端、端侧吻合远期通畅率相同，应当注意主动脉吻合构型，包括保留肠系膜下动脉、髂内动脉、腹壁下动脉血供，以此减少性功能障碍、动脉瘤形成、主动脉源性栓塞及肾动脉近侧主动脉阻塞。

3）远端吻合人工血管

远端可以和髂总、髂外或股总动脉吻合腹主动脉、股动脉。Y形人工血管移植的远期通畅率高于腹主动脉、髂动脉人工血管移植。所以远端流出道血管多选择股总动脉。考虑到动脉硬化闭塞性病变进一步发展可累及股总、股浅动脉。所以吻合口应选在股深、股浅动脉分叉处上方。动脉切开的下端应当达股浅、股深动脉分叉处，用5-0或6-0Prolene线连续缝合完成端侧吻合。如果股浅动脉已经闭塞，切口向股深动脉延长，将人工血管剪成舌片状恰好覆盖股深动脉，完成股深动脉重建。

在决定用股深动脉作为流出道时，术中应仔细检查股深动脉开口处，如果有狭窄应做内膜切除，或用补片行股深动脉成形术。

心肺功能良好者，可经低位开胸将胸主动脉作为流入道，经腹膜后隧道行双股动脉旁路术，手术危险性更低。5 年通畅率可达 86%。合并肾动脉水平的主动脉闭塞，可在防止肾动脉栓塞条件下，经肾下主动脉断端或肾下主动脉纵行切口取栓、内膜切除术后，行主 - 双股动脉旁路术。一部分患者（多为女性）主动脉狭小，除部分学者主张内膜切除＋补片扩大成形术外，更多学者主张应用大口径端侧吻合完成主 - 双股动脉旁路移植术。

另据估计，由于并存腹股沟以下阻塞性病变，主 - 髂动脉闭塞需后期行远端旁路术者占 21%～25%（狭窄难以仅用动脉造影评估），此类病变特点包括：

A．上近端病变引起中度血流动力学异常。

B．存在不能用同期股深动脉成形术解决的膝周股深动脉侧支阻塞。

C．腘动脉或其两分支阻塞。

D．有明显局部组织坏死、感染。

（5）疗效

Vries 及 Hunirk 分析 1978—1996 年的数据，主 - 双股动脉旁路移植术累积致病率已经从 13.1% 下降至 8.30%，5 年、10 年通畅率分别达到 87.5%、81.8%。手术病死率从 4.6% 下降至 3.3%。

3．髂 - 股（髂 - 髂）人工血管旁路移植术

（1）适应证

1）严重的心肺功能不全，不能耐受主 - 股动脉人工血管搭桥术者；

2）病变限于一侧髂总动脉，特别是病变位于髂总动脉远端。

（2）术前准备（同其他搭桥术）

（3）麻醉：硬膜外麻醉

（4）手术方法

采用腹股沟上方的斜行切口即肾移植切口。即使肥胖的患者也常可获得满意的血管显露。高危或担心影响性功能的单侧髂动脉病变，除主 - 双股动脉旁路移植术外，常选用创伤更小的股 - 股动脉旁路移植术。与股 - 股动脉旁路移植术相比，髂 - 股动脉旁路移植术避免了暴露双侧腹股沟区，减少感

染，不损伤腹股沟区淋巴循环。术后较少发生淋巴瘘。也解除了由于以前腹股沟操作粘连所致的困难移植血管长度短于股 - 股动脉旁路移植术，较少血栓形成的危险，人工血管植入更深，有更好的组织衬垫。更接近解剖，不涉及健侧股血管。亦不影响远期行主 - 双股动脉旁路移植术。该手术病死率低，远期通畅率略低于主 - 双股动脉旁路移植术。进行髂 - 股人工血管旁路移植术时，如果髂总动脉起始部通畅，近端可采用端侧吻合；如果髂总动脉近端完全闭塞，应将其横行切断，采用对端吻合。髂 - 髂动脉旁路移植术限用于一侧髂总动脉近端闭塞，远端尚好者。如果双侧髂血管部分阻塞时，也可使用髂 - 双股人工血管动脉旁路移植术；如果一侧髂总动脉自始端闭塞或者严重钙化，可以对侧血管为流入道，经膀胱前间隙完成交叉髂 - 股动脉旁路移植术。

（5）疗效

据 Cmick 等报道，适应证选择正确的病例，4 年累积通畅率为髂 - 髂动脉旁路移植术 96%，髂 - 双股动脉旁路移植术 72%，髂 - 股动脉旁路移植术 71%。

4．股 - 股动脉人工血管旁路移植术

1951 年，Oudot 利用保存的同种动脉血管首先行股 - 股动脉旁路移植术。1960 年，Caughan 和 Kohn 采用髂外动脉作为供血血管，并将隧道建立在膀胱的腹膜外区。1962 年，Vetto 建立并推广了标准的股 - 股动脉旁路移植术，该手术简便易行。

（1）适应证

1）一侧髂动脉狭窄或闭塞，伴有严重间歇性跛行或静息痛。

2）年老体弱或其他原因不能接受常规主 - 髂动脉重建术。

3）既往接受主 - 髂动脉重建术，一侧移植血管发生闭塞。

（2）术前准备

股 - 股动脉人工血管旁路移植术是通过一侧髂动脉为双下肢供血。当供侧髂动脉存在狭窄性病变时，血流将不能满足双下肢的需要。另外，供侧下肢远端股、腘动脉阻力大于患侧时，股 - 股动脉人工血管旁路移植术后将因"窃血"导致供侧下肢发生缺血症状。因此，术前必须对供侧下肢的髂、股动脉进行全面检查，并应达到下列标准：

1）股动脉搏动正常，听诊无血管杂音。

2）正、斜位髂动脉造影未发现狭窄性病变。

3）多普勒超声检查髂动脉、股动脉呈三相波形。

4）踝肱指数＞0.9。

（3）麻醉与体位

连续硬膜外麻醉或全身麻醉。特殊情况可采用局部麻醉，取仰卧位。

（4）手术方法

1）切口与显露

切口始于腹股沟中点向下沿股动脉走行方向延伸，近端显露的范围达腹股沟韧带，必要时可切断腹股沟韧带。切口位于腹股沟韧带附近、股总动脉前方，避免损伤髂外静脉的分支。首先显露股总、股浅动脉，向外侧牵拉股总、股浅动脉，易于分离位于股总动脉后方的股深动脉起始部。用阻断钳提起股深动脉，尽量保留股总动脉的小分支，可用 7-0Prolene 线双重环绕控制，避免切断结扎。当患侧股总动脉闭塞、股深动脉开口狭窄时，应向远端进一步游离股深动脉，股深动脉的第一段也可用于吻合。

2）血管吻合

旁路移植血管可选择直径 8～10mm 的 PTFE 或涤纶人工血管，我们最常选择的是直径 8mm 增强型 PTFE 人工血管。静脉注射肝素 5000U 行全身肝素化后，上血管阻断钳，切开动脉，先用 5-0Prolene 线连续缝合，完成供侧人工血管与股总动脉端侧吻合。然后构建皮下隧道将人工血管引向对侧，避免经过隧道的人工血管发生扭曲。以同样方法完成患侧人工血管与股动脉的端侧吻合，吻合完成后人工血管走行呈"C"形。我们的经验表明，供侧吻合口可靠近股总动脉上端或髂外动脉下端，对侧吻合口在股深、股浅动脉分叉处或骑跨股总、股深动脉，这样血流可直接向下流入对侧股动脉、并避免以后股深动脉狭窄或股浅动脉闭塞影响股 - 股动脉旁路移植手术流出道的通畅性。

（5）疗效

5 年通畅率为 60.0%～77.3%。

5. 腋 - 股动脉旁路移植术

1961 年，Blaisdele 首先报道腋 - 股动脉旁路移植术的临床应用，最初该术式主要用于解决腹主动脉人工血管感染，后来逐渐用于主 - 髂动脉闭塞性病变。

（1）适应证

1）腹主动脉末端及两侧髂动脉闭塞者（Leriche 综合征）。

2）年老、体弱不能耐受腹部大手术者。

3）腹腔内感染、广泛粘连、其他腹内病理情况等经腹手术禁忌者。

（2）术前准备

1）同其他搭桥术的一般准备。

2）双上肢动脉搏动、血压正常，锁骨下区无血管杂音。

3）腋、肱动脉多普勒超声检查呈三相波形。

4）Calligaro 等建议术前行血管造影，他们发现流入道异常发生率达25%，而动脉造影发现明显狭窄者中 75% 不能用无创检查发现。

5）腋 - 股动脉旁路术流入道血管选择：①血管本身动脉粥样硬化病变程度较轻者；②下肢缺血症状最严重的同侧腋动脉；③如果情况相同，应选择右侧腋动脉，因为左侧锁骨下动脉发生狭窄的概率比右侧高 3～4 倍。

（3）麻醉与体位

全身麻醉，取仰卧位，术侧上肢外展与身体长轴呈直角，肩部垫高 30°。

（4）手术方法

于锁骨中点下方 2～3cm 处做斜行切口，长 7～8cm，外侧达三角肌内缘沿肌纤维走行方向切开胸大肌，置扩张器切开喙锁筋膜显露胸小肌上缘，靠近喙突切断胸小肌。解剖显露由臂丛神经和腋静脉包绕的腋动脉，全身肝素化后置血管阻断钳，在腋动脉前下方而不是正前方做动脉切开，若在腋动脉正前方切口，完成吻合后，人工血管经胸大肌外侧缘后方行走时，可能会形成直角。应用带外支持环的人工血管有利于提高通畅率，若移植物与腋动脉简单地垂直端侧吻合，由于移植物缺乏足够柔韧性，肩部运动（尤其上肢外展上举）时将出现血流不畅人工血管应剪成斜面，用 5-0Prolene 线两定点连续缝合法与腋动脉做斜行长段吻合。吻合完成后，将血管阻断钳移至吻合口下方 1.0cm 处。开放腋动脉血流。皮下隧道始于胸大肌外缘后方，在胸部经腋中线下行，经髂前上棘内侧达腹股沟区。股部血管吻合方式有数种，流出通道可选择一侧股动脉或两侧股动脉，单侧缺血时是否施行双侧搭桥目前还有争议。

一侧髂总 - 股浅动脉病变广泛，无法行主 - 股、腋 - 股动脉转流术，利用股深动脉较少被累及。而其分支与腘动脉有广泛侧支吻合的特点，可将健侧股总动脉与患侧股深动脉搭桥，必要时做股总动脉内膜切除及股深动脉吻合口处补片成形术。若健侧股浅动脉狭窄明显，应同时行健侧股深动脉成形术，以防转流术后健侧肢体缺血，本术式不需开腹，创伤小于主动脉 - 股深动脉转流术。

（5）疗效

虽然不及主 - 双股动脉旁路移植术通畅率高，但是手术病死率、致病率更低。综合多家报道，腋 - 单股、腋 - 双股动脉旁路术 5 年通畅率分别为 30%～79% 和 33%～85%，两种术式比较，后者似优于前者，不过选择病例的可比性不强，尚不能就此定论。

6. 股深动脉重建术

股深动脉重建术包括内膜切除术、内膜切除＋补片成形术、内膜切除＋流入道主 - 髂段血管重建术。若合并远端血管损伤，则需行股深动脉重建＋远端血管重建术。

（1）适应证

1）股浅动脉闭塞。

2）为增加腘、腓动脉供血区的血流量，改善该区域的缺血症状。

3）病变部位伴有动脉瘤样改变。

（2）术前准备

同其他搭桥术。

（3）麻醉

全身麻醉或连续硬膜外麻醉。

（4）手术方法

病变累及股总 - 股深动脉交界及股深动脉第一穿支水平以上。可行包括股动脉在内的股深动脉纵行切口，内膜切除后行补片修补。病变累及股总动脉和股深动脉起始部时，切开股总动脉和股深动脉干，行内膜切除加补片修补。病变完全阻塞股总动脉和股深动脉起始部，需将内膜和血栓完全切除，并将远、近端内膜缝合于动脉壁上，防止内膜扑动，其补片呈"曲棍球棒式"。股深动脉起始部及与之相邻的股总动脉狭窄加股浅动脉闭塞，切口常需延向股深动脉，以彻底清除血栓及增厚的内膜斑块。广泛股深动脉狭窄性病变超过第二穿支水平，内膜切除时可分别做两个切口，并且补 2 枚补片。如果病变累及股深动脉全长，宜做单一长切口，补 1 枚长补片。髂 - 股动脉闭塞及股总动脉瘤形成，需切除动脉瘤，并结扎股浅动脉，行健侧股动脉与患侧股深动脉搭桥术。对于股总动脉瘤伴血栓，依股浅动脉远端情况决定是否结扎，切除动脉瘤后补片修补或移植血管重建血运。补片可用自体大隐静脉或者已经行内膜切除的股浅动脉片。病变累及过多、过长时，则很难用补片成形术解决，应加用各种搭桥术。

（5）疗效

股深动脉成形术是一种附加性手术，很难用手术解决全部问题，故术后观察肢体血供情况十分重要。

对于单侧髂动脉病变，单侧腹主动脉或髂动脉与股动脉搭桥术比解剖外旁路效果更理想，鉴于对侧髂动脉有发生阻塞性病变的可能，一些学者主张行双侧动脉重建术。若供侧髂动脉有狭窄，股 - 股动脉旁路术中应先采用扩张成形术或支架植入术纠正，两法疗效相近。内膜切除＋主 - 股动脉旁路术、髂 - 股动脉旁路术与股 - 股动脉交叉旁路术远期疗效，何者更优尚无定论。除非病变确为单侧或患者高危，一般应选择主 - 双股动脉旁路移植术。

7. 倒置大隐静脉股 - 腘动脉旁路移植术

1949 年，Kunlin 首先报道倒置大隐静脉股 - 腘动脉旁路移植术，用于治疗股浅动脉硬化闭塞。目前，倒置大隐静脉股 - 腘动脉旁路移植术是治疗下肢动脉硬化闭塞症常用术式之一。

（1）适应证

股浅动脉及腘动脉闭塞性病变，近端主动脉、髂动脉不存在狭窄或闭塞，远端有良好的流出道血管。多普勒超声检查提示大隐静脉为单一主干型，口径≥4mm，无静脉曲张。

（2）术前准备

患侧下肢包括会阴部备皮，术前一天静脉滴注抗生素，备血 400mL。

（3）麻醉与体位

全身麻醉或硬膜外麻醉，患者取仰卧位，患肢屈曲外展，股下略垫高。

（4）手术方法

1）切口显露

为显露股总动脉和大隐静脉近端，可取血管外侧方弧形切口，以防止损伤淋巴管。显露膝上腘动脉的切口在股骨髁上方、股骨干下方两横指，平行于缝匠肌前缘，显露膝下腘动脉的切口在胫骨上缘。游离股总、股浅、股深动脉，上阻断钳显露膝上腘动脉，皮肤切开后首先应将大隐静脉保护好，避免损伤。然后切开深筋膜，向下牵拉缝匠肌，显露血管神经鞘，分离腘动脉、腘静脉及隐神经，分离过程中应注意保护膝关节周围侧支血管。当病变累及膝上腘动脉时，需要选择膝下腘动脉作为流出道。在胫骨上缘作平行切口，避开大隐静脉，切开深筋膜，向上达缝匠肌、股薄肌肌腱，用手指向下分离腓肠肌内侧头，插入牵开器扩大胫骨下缘与腓肠肌间隙，切开鞘膜，胫神经位于后外侧，其前内方为腘动脉，而腘静脉位于腘动脉的后方。

2）切取大隐静脉

沿大隐静脉走行做多个切口或一个长的连续切口，锐性分离大隐静脉，将其分支逐一结扎。在隐 - 股静脉交界下方切断、结扎大隐静脉。下方游离达膝上或膝下切口，切取所需长度的大隐静脉用血管夹夹住大隐静脉上端，以带平头粗针头的注射器伸入大隐静脉下端注入肝素生理盐水，逐渐加压扩张静脉，结扎漏水的属支血管，并剪开紧固的静脉外膜。

3）做皮下隧道

自股部切口到膝上或膝下切口用隧道器做皮下隧道。将备好的大隐静脉经隧道器置于皮下隧道内，注意不要扭曲。

4）血管吻合

全身肝素化后（肝素 5000U 静脉注射），用无损伤血管钳阻断股总、股浅、股深动脉，切开股总动脉前壁。将静脉断端剪成斜面，应用双针6-0Prolene 线从两端开始近侧血管吻合。第一针在动脉壁由外向内进针，在吻合的静脉由内向外出针。打结后，从静脉外侧进针，开始连续缝合，缝合到动脉切口的 1/2 时停止，开始从另一侧以同样方法做连续缝合，在动脉切口的中间与对侧两条缝线汇合、打结完成吻合。远端吻合可用两条 6-0Prolene 线行"降落伞"式吻合，第一针缝在动脉切口的近侧端，不要拉紧缝线，然后依次绕动脉切口和移植静脉远端斜断面缝合。连续缝合接近 1/2 时收紧缝线，完成其余的缝合。这种方法可以清楚地看到每一针的位置，使吻合准确无误。完成吻合后放开血流阻断钳，可见到移植静脉搏动。

8. 原位大隐静脉远端旁路移植术

1962 年，Hall 最先报道应用原位大隐静脉作为旁路移植血管。直到 1979 年，Leather 报道原位大隐静脉旁路移植术治疗下肢动脉硬化闭塞症后，该术式才得到广泛的临床应用。原位大隐静脉旁路移植术并不能取代倒置大隐静脉移植术，研究结果证实，倒置大隐静脉旁路移植术与原位大隐静脉旁路移植术的远期通畅率没有差异，原位大隐静脉旁路移植术特别适用于腘动脉远端及胫动脉重建。该术式的优点包括：

1）近、远端血管口径和与其相吻合的动脉口径基本相等。

2）移植静脉管腔逐渐变细，可使血流逐渐加速。

3）不受管腔口径的限制，远端可与踝部或足背动脉吻合。

4）原位大隐静脉的滋养血管无破坏，并减少血管内皮损伤，有利于防止移植血管狭窄。

（1）适应证

基本同倒置大隐静脉股-腘动脉旁路移植术。多普勒超声检查提示同侧大隐静脉完整无损，口径在 2.5～4.0mm，无静脉曲张。

（2）术前准备

原位大隐静脉股-腘动脉远端旁路移植术前，最重要的检查是通过血管造影确证腘动脉以远血管流出道通畅。在胫前、胫后及腓动脉三条血管都通畅的情况下，应首选胫后动脉作为吻合血管，因大隐静脉离胫后动脉最近。其次可选择胫前动脉或膝动脉，但需要游离一段远端大隐静脉。才能完成与上述两条动脉的吻合。

术前静脉造影或多普勒超声检查大隐静脉，有助于了解大隐静脉分支的走行方向及解剖变异等。多普勒超声目前已经成为最常用的方法，在检查的同时，在皮肤上标记静脉走行及其属支，有利于手术操作。

（3）麻醉与体位

连续硬膜外麻醉或全麻，患者取仰卧位，患肢屈曲外展 30°，股部略垫高。

（4）手术方法

1）远端血管探查

在预定远端做血管吻合的部位，沿胫骨做纵行切口，显露大隐静脉，不要捻挫。与腘动脉、胫后动脉吻合的大隐静脉直径应分别达 3mm、2.5mm 以上。

2）近端大隐静脉解剖及吻合

做腹股沟处切口，显露股动脉、股静脉及大隐静脉。静脉内给予肝素后，在隐-股静脉汇合处置 Satinsky 钳，靠近股静脉切断大隐静脉，可带部分股静脉，使大隐静脉的开口变大，但是不要因此造成股静脉狭窄。用

5-0Prolene 连续缝合闭锁股静脉，然后阻断股动脉，于股总动脉前壁做纵行切口。用 6-0Prolene 线连续缝合，完成大隐静脉与股总动脉的端侧吻合。放松所有阻断钳，恢复动脉血流，在大隐静脉起始部应该能够触摸到动脉搏动。

3）切除静脉瓣膜

在远端拟行吻合部位几厘米处切断大隐静脉，用肝素盐水冲洗大隐静脉，然后插入大隐静脉瓣膜切除器，当达到近端以后缓慢回撤瓣膜切除器，遇到静脉瓣膜时能感到稍有阻力或突然的受牵拉感，反复两次切除残留的静脉瓣膜，再次用肝素盐水冲洗灌注大隐静脉，远端置血管夹，此时应当触摸到大隐静脉轻微搏动。

4）结扎静脉属支

近端吻合及静脉瓣膜切除完成之后，结扎大隐静脉各穿通支血管，以免术后出现动静脉瘘。术中可用多普勒超声确定属支部位，其方法如下：先将多普勒探头置于静脉近端，压迫远端大隐静脉，如果此时看到血流闭塞信号，说明没有属支存在；如果听到连续高速血流信号，说明存在动静脉瘘，需要结扎大隐静脉属支。依此方法逐段探查，然后做皮肤小切口分别结扎。确定大隐静脉属支完全被结扎的标准是：远端移植静脉搏动良好，远端阻断时近端多普勒超声检测到血流闭塞信号。

5）远端吻合

膝下腘动脉的吻合应采用 6-0Prolene 线"降落伞"式连续缝合，在做胫后动脉或其他远端动脉吻合时，因动脉口径较小。在缝合动脉切口上角时特别困难。因此，缝合应从上角开始，为防止吻合口狭窄，进针时不要过多缝合静脉壁。远端吻合一般用 7-0 或 8-0Prolene 线。远端吻合完成后，如果出现狭窄应采用各种补片修补法解决。

总之，治疗股 - 腘动脉闭塞的血管旁路术流入道可选择股总动脉及其以远的股深、腘动脉等，一般应尽量选择近心端作为流入道。流出道应选在最健康并有最好远端引流处，而不必考虑移植物长度，除非无足够长的自体静脉。膝下旁路术最好应用同侧原位或倒置大隐静脉，其次为应用多段自体静脉拼接起来，最后选择自体静脉复合移植物与人工血管构建的复合移植物。

若静脉与胫前、后静脉无直接交通支，此孤立的腘静脉可以考虑用于流出道，应用 PTFE 与自体静脉行该种旁路术的 5 年通畅率分别为 55%、74%，救肢率为 56%、79%。该术式要求腘动脉通畅段至少＞7cm，至少一条主要侧支血管与之相通，有时也选用较大的膝周围侧支血管作为流出道。

对于孤立性腘动脉闭塞，应用自体静脉行股浅动脉远端或膝上腘动脉至膝下腘动脉、胫腓干三分支旁路术，应用倒置大隐静脉，初期 3 年累积通畅率为 62%～85%，部分原因为无近侧动脉病变进展，而且应用短段静脉增加了使用自体静脉的机会，缩小切取大隐静脉的切口，避免腹股沟区切口，减少感染机会。

9. 下肢多发性动脉硬化闭塞症的血管重建术

临床上由下肢多发性（或多节段性）动脉硬化闭塞症引起的严重下肢缺血达 50% 左右，此类患者多为高龄且合并糖尿病、心血管疾病，有下肢血管手术史，操作复杂，难以处理，手术成功率低。随着现代影像学检查的进步，显微外科技术的发展，原位静脉移植术及短段静脉旁路术的开展，针对下肢多发性动脉硬化闭塞症的积极手术处理取得了较好的疗效。近年来，采用连续性动脉旁路移植术和足踝部血管重建术，明显提高了救肢率。远期疗效也逐渐得到提高。

多发性 ASO 合并主 - 髂动脉 ASO 的血管重建术对于合并主 - 髂动脉段闭塞的下肢多发性 ASO 患者，有人主张采用同时或分期行主 - 髂动脉段和腹股沟下动脉旁路移植术，有人称此为流入道 / 流出道同时或分期重建术。

（1）适应证

1）多节段的动脉硬化闭塞。

2）高龄高危因素的患者。

3）重度肢体缺血或坏疽。

（2）术前准备

1）详细询问病史、查体。了解 ASO 病变的程度和范围（如股动脉搏动减弱或消失等）。

2）测定节段性动脉压和踝肱指数，了解病变的程度。

3）全面评价心、脑、肺、肝、肾等脏器功能，以确定手术的危险因素，并改善各脏器功能。

4）术前进行双侧下肢高质量的血管造影。了解下肢多节段闭塞的范围，特别注意可能存在的中间通畅动脉段（如腘动脉等作为旁路移植的吻合点）。

5）通过静脉造影、多普勒超声等了解患者可利用的自体静脉情况。

（3）手术方法

1）术式选择

Harward 等认为，当患者无明显高危因素，自体静脉充足，术前造影证实不需要行股深动脉成形术等辅助手术，预计手术时间较短时，可采用流入道、流出道同时血运重建术。对于具有高危因素，预计术中操作时间长，需行股深动脉成形术或因自体静脉不充分，需要采用复合移植管道（人工血管与自体静脉吻合在一起），且患者缺血状态相对稳定时，为减少病死率和并发症发生率。可采用分期的流入道、流出道重建手术。

2）手术操作

A．流入道血管重建术

患者无明显高危因素，且患肢缺血状态相对稳定时，可采用主 - 双股动脉旁路移植术，或者主 - 股动脉旁路移植术。如果患肢缺血严重，可采用非解剖途径的腋 - 双股或股 - 股动脉旁路移植术。以减少手术病死率和并发症，达到抢救肢体的目的。

B．流出道血管重建术

常用的移植旁路为：股 - 腘（膝上或膝下）、股 - 腘以下动脉重建（包括胫前后动脉、腓动脉、足背动脉、足底动脉等），少见情形可有股 - 腘 - 腘以下动脉旁路移植术。

3）术后处理与疗效

术后如果出现远端动脉搏动消失，踝肱指数下降＞0.15，相邻动脉节段流速相差 2 倍，或者血流速度＜40cm/s 时。需行动脉造影。Eidt 和 Charlesworth 等人报道联合行主 - 髂动脉段和股 - 腘动脉旁路移植术的流出通道旁路（即股 - 腘动脉）术后 4 年通畅率为 80%，Harward 报道联合行流入道、流出道旁路术后 4 年流出道旁路通畅率为 69%，肢体获救率达 86%，且手术死亡率也逐年下降。鉴于同时行流入道、流出道旁路移植术的手术风险大、创伤性大，因而多数学者主张行分期的流入道、流出道血管重建术。

10．腹股沟以下多发性 ASO 的血管重建术

常用的是连续性旁路移植术。对足踝部严重缺血性病变应积极进行足踝部动脉旁路移植，以尽快解除足踝部缺血状态。通过动脉造影、多普勒超声等进行下肢血管状态分析，寻找一段通畅的动脉（通常为腘动脉段）作为流入道旁路和流出道旁路的连接点。

（1）适应证

严重静息性疼痛、缺血性溃疡、局限于踝关节以下的坏疽是施行连续性旁路移植术的适应证，对于严重的短距离间歇性跛行，如果血管造影证实有严重多发性病变，亦是手术指征。

（2）术前准备

1）动脉造影了解患肢动脉硬化闭塞的程度、范围，寻找通畅腘动脉段，精确了解腘动脉以下分支包括足背动脉、足底动脉的通畅情况，寻找旁路流出道的远端吻合点。

2）认真评价患者心脏等脏器的功能，确保手术安全。

3）对有坏疽或感染的患者，术前应用抗生素或者清创引流，使感染得到控制。

4）确认、选择移植血管，尽量采用自体静脉。

（3）麻醉

采用硬膜外麻醉或全身麻醉，对存在危险因素的患者进行心、肺、血压等监测。

（4）手术方法

对于腹股沟以下多发性 ASO，主要采用连续性旁路移植术，有四种术式可根据患者情况选用：

1）如果患者大隐静脉足够长，而且动脉造影显示中间通畅动脉段（腘动脉段）较短（<7cm），可采用大隐静脉近端与股总动脉吻合，于膝上或膝下与腘动脉通畅段侧吻合，最后到达远端吻合动脉，该术式易使吻合口成角导致狭窄，而且不易得到足够长的大隐静脉。

2）在膝上或膝下切断腘动脉，与大隐静脉行端侧吻合，使大隐静脉位于原位。

3）如果动脉造影显示中间腘动脉通畅段较长（>7cm），但是患者无足够长的大隐静脉，可将流入旁路的远端和流出旁路的近端分别端侧吻合于中间腘动脉段，此时流入旁路可采用自体静脉、PTFE 人工血管和复合移植血管（PTFE＋自体静脉）。有人称此为跳跃式旁路术。

4）如果中间通畅腘动脉段不足以进行两个端侧吻合，而且又无足够的大隐静脉，可用 PTFE 人工血管进行标准的股 - 腘动脉旁路移植术，将自体静脉吻合于股 - 腘动脉旁路人工血管的远端，自体静脉远端吻合于腘以下动脉，该种连续移植物的优点在于移植物将锚定于动脉上，从而防止扭曲，多个短段移植物的应用可加快人工血管内血流速度，防止血栓形成，但是操作略费时。

（5）术后处理

1）如果旁路移植血管超过踝关节，应卧床、制动3～4天，以后逐渐进行患肢功能锻炼。

2）腘窝部手术创伤性较大，易致下肢水肿，需卧位抬高患肢。

（6）疗效

Favre等人采用连续性旁路移植术，术后1年的一期通畅率为66%，二期通畅率为79%，术后2年的术后一期通畅率为51%，二期通畅率为76%，术后1年、2年救肢率分别为89%、86%，其他学者也获得了相近的结果。因此，连续性旁路移植术治疗下肢多发性ＡＳO，是一种有效的术式。

11. 足踝部旁路移植术

近年来，足踝动脉血管重建术（又称为踝周围旁路移植术）在挽救下肢远端缺血方面日益引起重视。资料表明，这种下肢末端旁路移植术占腹股沟以下动脉旁路移植术的20%左右。目前人们不再消极地对待缺血远端肢体，而是对下肢远端动脉硬化闭塞性病变积极进行足踝动脉旁路移植术，使缺血肢体末端得到充分血液灌注，改善患肢缺血，降低截肢率。

尽管足部流出道有限，踝周围血管旁路移植术仍然可以取得较好的通畅性。从而使救肢率有所提高。特别是糖尿病患者，虽然具有较典型的腘以下动脉闭塞，但是踝关节周围常有通畅动脉可以作为远端吻合点。只要腘动脉搏动存在，即使足背动脉搏动消失，踝周围血管旁路移植术仍然有较好的疗效。

（1）手术指征

存在截足或截小腿危险，严重静息痛，出现跟腱部缺血性溃疡，以及局限于足前部或足跟部的坏疽。

绝对禁忌证为外科引流、局部截肢，以及抗生素治疗无效的湿性坏疽。相对禁忌证为严重的足部缺血。足部坏疽已经扩展到跖骨水平以上者。

（2）术前准备

1）足部X线平片

了解有无骨质疏松、骨髓炎、关节破坏，明确组织中有无气体。

2）对感染化脓、坏死组织，特别是足深部脓肿应切开引流、清创，并做需氧菌和厌氧菌培养及药敏试验，应用有效的抗生素。

3）趾动脉测压、多普勒超声检查可以了解缺血程度。糖尿病患者因小腿动脉常有钙化，血管收缩不良，踝肱指数测定常出现趾动脉压不低的假象。

4）下肢动脉造影是必不可少的评估手段。对于寻找通畅的足踝部血管，制定手术方案非常重要。

（3）手术方法

1）踝周围动脉的显露

A．胫前动脉远端的显露在小腿下部胫、腓骨之间纵行切开，切开小腿筋膜，在胫骨前肌和拇指伸肌之间分离，即可显露远端胫前动脉，注意勿损伤腓深神经，以免造成术后足下垂。

B．胫后动脉远端及足底动脉的显露

内踝后方弧形切口，切开屈肌支持带，即可显露胫后动脉末端，向下游离可显露外侧足底动脉，胫后动脉向拇指方向的分支为内侧足底动脉，切断拇展肌后，切开深部筋膜，即可显露内侧足底动脉末端，作为糖尿病患者的血管重建部位。

C．足背动脉显露

在足背纵行切开，切开伸肌下支持带远端部分即可显露足背动脉，其足底深支与趾外侧动脉之间的部分为足背动脉的主要吻合部位，最佳的足背动脉吻合部位在踝关节远端3～6cm。内踝后方弧形切口，切开屈肌支持带，显露胫后动脉末端，向下游离。即可显露外侧足底动脉。

2）移植血管的选择

踝周围血管旁路移植术应采用自体静脉，以大隐静脉为首选，其次是上臂静脉（贵要静脉或头静脉）、小隐静脉，部分患者可使用"Y"形自体静脉，通常情形为：当大隐静脉的一属支用于灌注腘动脉段，患者足部缺血病变扩大且足内动脉相互吻合较差时，将"Y"形自体静脉分别吻合于踝周围的前面和后面两根动脉。

3）近端吻合

通过临床检查及动脉造影选择近端血管吻合部位：

A．糖尿病患者如果有良好的腘动脉搏动，可选择股浅、腘动脉等作为流入道。

B．股浅动脉有病变时，可采用连续性旁路移植术，先施行股总-膝上腘动脉旁路术（采用人工血管或自体静脉），然后施行膝下腘动脉 - 踝周围动脉旁路移植术。

C．如果大隐静脉长度足够，可以选择股总动脉、股浅动脉近端、股深动脉作为近端吻合点。

4）移植血管通路

移植血管可以通过表浅或深部隧道到达吻合动脉，如果皮肤在切取自体静脉时受损，则采用深部隧道最安全，皮下隧道特别是通向胫前动脉、足背动脉的，必须绕过姆长伸肌腱，以避免受压成角。通向胫后动脉、足底动脉的旁路可以通过腘窝后，向下经小腿内侧皮下到达踝关节，并绕过踝关节。

5）远端吻合

自体静脉与足背动脉或足底动脉的吻合，有人主张于手术显微镜下进行，可使远端吻合更加精细，避免损伤血管壁，对于吻合如足底动脉、跗动脉等直径 1mm 左右的小血管很有帮助。远端吻合应采用标准的显微外科技术，用 7-0 或 8-0Prolene 线施行连续缝合。

（4）术中监测及辅助措施

吻合完成后可进行术中动脉造影，以明确远端旁路血管的通畅情况，利用血流计测量旁路移植血管远端的流速，血流量≥50mL/min 提示移植效果较好。

对于足部坏疽的踝周围旁路血管移植，可采用带血管蒂的游离皮瓣覆盖缺损或坏疽区，包括足跟或足背部，有时甚至可以替代踝周围旁路血管移植术，也可吻合于远端旁路血管上。

（5）术后处理

由于踝周围旁路移植血管的血流量小，易致血流淤积而形成血栓。术后需应用肝素 2～3 天，也可以同时应用低分子右旋糖酐。

（6）疗效

Davison 和 Gloviczki 等分别报道踝周围旁路移植术的一期、二期通畅率及救肢（足）率，Davison 报道术后 1 年的一期、二期通畅率及救肢（足）率分别是 60.8%，68.6% 和 82.4%。Gloviczki 报道术后 3 年的一期、二期通畅率及救肢（足）率分别为 79.0%、81.6% 及 87.5%。而 Andros 手术组术后 3 年二期通畅率为 70%～80%。Gloviczki 总结影响移植旁路血管远期通畅率的因素，指出糖尿病患者踝周围旁路移植术的远期通畅率高于非糖尿病患者；术毕旁路末端血流量≥50mL/min 者远期通畅率较高。总之，随着手术例数的不断增加，临床经验的不断积累，积极的踝周围旁路移植术已经成为抢救下肢远端和足部缺血的有效手段。

在临床实践中，可以采用下述方法提高血管旁路移植术的疗效：

1）技术改进

A. 移植人工血管与自体动脉吻合口的静脉补片成形术包括 Linton 补片吻合法、Taylor 补片吻合法、Miller 围领吻合法，靴式吻合法。最近的一项端侧吻合实验研究显示。以 PTFE 人工血管作为袖口成形，可抑制吻合口趾部内膜增生。而对基部、根部无影响，而采用静脉做袖口，可明显抑制各点内膜增生。

B. 应用辅助性动静脉瘘对于选择流出道为胫、腓动脉的旁路术。若远端流出道不良，如多节段性狭窄、广泛钙化或者动脉管径过小、踝动脉弓缺如或狭窄，可经侧方入路显露腓动脉。直径＜2mm 又较脆弱的腓动、静脉亦常可细致地解剖出来，并做等长侧切口（2.5～3.0cm），以 7-0Prolene 线连续缝合，构建后壁，前壁与移植物远端吻合。腓动脉、胫前动脉吻合时，若无合适静脉，可将大隐静脉于远端解剖出来，引至胫骨前。用于构建动静脉瘘，扩大远端吻合口。动静脉瘘使侧支循环加速，由于口径小，不至于引起心力衰竭。构建于中等口径动脉的动静脉瘘（直径＜1cm），其分流量不及心输出量的 20%，一般不会造成心功能不全。小口径分流也不会引起静脉压增高、水肿、窃血现象，而由于流出道增宽，旁路术近、远期通畅率可以明显提高。但是也有人指出，远端动静脉瘘并不能提高通畅率，不推荐这种做法。

2）选择合适的旁路移植材料

A. 可将内膜剥脱的股浅动脉与大隐静脉组合成复合移植物。

B. 应用自体静脉

应用 PTFE 人工血管行股-腘动脉（膝上）旁路术的 2 年通畅率可达70%～80%，而膝下通畅率则只有 30%～40%。鉴于膝下旁路移植术应用PTEE、Dacron、脐静脉等效果不良，可选用大（小）隐静脉、头静脉、贵要静脉等组合成移植血管。上肢静脉用于旁路术有与大隐静脉相近的成功率，原位大隐静脉、倒置大隐静脉或去除瓣膜的大隐静脉均可应用。股深动脉与标准的股总动脉作为流出道相比，通畅率无差异，应用短段移植不仅可以减少对静脉供体长度的限制，可搭桥至足踝区，还可以提高通畅率。

有人建议在膝下动脉或远端吻合口使用静脉补片或袖口。人工血管远端联合静脉构成复合旁路至膝下，可使 2 年通畅率提高 50% 以上。因此，膝下动脉旁路术应当选择自体静脉或复合旁路术。

C. 应用强化的生物合成羊胶原人工血管将直径 5～6mm 包绕有涤纶网孔的硅胶棒植入羊皮下组织，3 个月左右网孔上将覆以胶原，以戊二醛浸泡，取出硅胶棒，以 50% 酒精储存备用，其壁薄而厚度均匀，含胶原及少许弹力纤维。该种移植物无需预凝，手感良好，易缝合，针孔较 PTFE 人工血管更易闭合。初步研究显示，以该种人工血管完成膝上股 - 胭动脉旁路术，累计 3 年初期通畅率为 83.2%，二期通畅率为 91.2%。随着组织工程技术的进展，更具生物兼容性的人工血管将不断开发应用，体外复制自体血管组织也可能成为现实。综上所述，动脉硬化闭塞症的基础与临床研究正在不断深入，新理论、新技术不断涌现，本病的诊疗水平将不断提高。

参 考 文 献

［1］ 马天宇，谷涌泉，郭连瑞，等 . 下肢动脉硬化闭塞症外科治疗方法的比较及预后：单中心十年经验［J］. 中华外科杂志，2015，53（4）：305-309.

［2］ 顾建平，楼文胜，徐克 . 下肢动脉硬化闭塞症介入治疗的现状和进展［A］. 苏州国际介入医学论坛，苏州，2011.

［3］ 王玉琦 . 下肢动脉硬化闭塞症的外科治疗问题［J］. 中华普通外科学杂志，2003，18（4）：197-198.

［4］ Ugaldc H, Espinosa P, Pizarro G infarction Clinical features and prognosis of acute myocardial infarction among patients aged 80 year or older [J]. Rev Med Chil, 2008 136 (6): 694-700.

［5］ Silva GV, Femandcs MR. Cryoplasty for pcriphcral artcry disease in an unsclected patient population in a tertiary center [J].Tex Heart Inst J, 2011, 38 (2): 122-126.

［6］ Norgren L, Hiatt WR, Dormandy JA, etal.Inter-society consensus for the management of peripheral arterial disease (TASC Ⅱ) [J]. Vasc Surg, 2007, 45 Suppls: 65-67.

［7］ 李京雨，刘涛，路军良，等 . 介入治疗复杂下肢动脉硬化闭塞症技术与疗效分析［J］. 中华放射学杂志，2011，45（10）：960-963.

[8] 中华医学会外科学分会血管外科学组.下肢动脉硬化闭塞症诊治指南［J］.中华医学杂志，2015，95（24）：1883-1896.

第二节　急性下肢动脉缺血

急性下肢缺血是指病程≤2 周，由于各种原因导致的持续或突然急剧发生的肢体血流灌注不足而产生的一系列临床综合征。导致下肢急性动脉缺血的病因很多，如动脉外伤、肿瘤压迫、动脉夹层、术中血块与粥样斑块脱落、动脉内膜血肿、动脉痉挛性疾病、血管移植物内血栓形成、低血容量性休克、败血症。但最常见的病因只有两种：急性肢体动脉栓塞和血栓形成（详见本章节鉴别诊断）。本节仅介绍急性肢体动脉栓塞。

急性肢体动脉栓塞

动脉栓塞是指栓子自心脏或近侧动脉壁硬化斑块脱落，或自外界进入动脉，被血流冲向远侧，阻塞动脉血流，导致相应肢体或内脏器官缺血甚至坏死的一种病理过程。1851 年，Virchow 首先使用"栓子"这个词描述源于近端的不溶性物质所造成的动脉突然闭塞，这个词来源于希腊词汇"embolus"（塞子）。本病起病急骤，发病后肢体甚至生命均受到威胁，早期诊断和正确治疗至关重要。

1895 年，Sabanver 首先施行动脉栓子切除术，但是直到 1911 年才由 Lahey 获得成功。1963 年，Fogarty 首先采用球囊导管经股动脉完成腹主动脉和髂动脉栓子摘除术，选择性动脉小切口和灵活的栓子取出技术，是血栓治疗历史上的巨大进步。

一、流行病学

急性下肢动脉缺血是指急性动脉栓塞、急性动脉血栓形成或动脉损伤等原因造成的动脉管腔突然狭窄或者闭塞所引起的下肢循环障碍。急性下肢动脉缺血（ALI）国外文献报道：其发病率为 13/10 万～17/10 万，占血管外科总病例数的 10%～16%。有报道急性下肢缺血的截肢率约为 13%，病死率接近 10%。临床上，手术治疗快捷有效，但由于合并冠心病、脑梗死等疾病，死亡率高达 20%。

二、病因及机制

动脉栓塞栓子可由血栓、动脉粥样硬化斑块、细菌性纤维素凝集物、空气、肿瘤组织、异物（如弹片）、折断的导丝或导管、羊水和脂肪等组成，以左心房血栓最常见。栓子来源有以下几个方面：

（一）心源性

20 世纪 50～80 年代，心源性动脉栓子是最常见的栓子来源，国外文献报道占 86%～91%（Darling，1967 年；Cranley，1964 年）；国内复旦大学中山医院统计动脉栓塞病例，心源性占 81.5%（1980 年），北京协和医院统计动脉栓塞病例，心源性占 91%（1984 年）。心脏疾病以风湿性心脏病、二尖瓣狭窄、心房纤颤和心肌梗死占多数，其中以风湿性心脏病最常见。风湿性心脏病中约 80% 二尖瓣受累，二尖瓣狭窄时，左心房内血流滞缓，心内膜病变及心律失常，均可造成血小板易与心房壁粘附、聚集，形成血栓。应用洋地黄或利尿剂时，血液浓缩，黏滞度增加，纤维蛋白浓度升高，促进血栓形成。发生心肌梗死时，相应部位心内膜也可形成血栓，甚至有时动脉栓塞是心肌梗死的首要表现。亚急性细菌性心膜炎也是动脉栓塞的病因之一，广谱抗生素在临床的应用使此类疾病减少。随着动脉粥样硬化病例的增多，由缺血性心脏病造成动脉栓塞的比例日趋增加。最近的资料显示，患外周动脉阻塞性疾病的患者平均年龄为 70 岁，反映动脉栓塞的病因自风湿性心脏病向冠心病转化。

（二）血管源性

由于血管原因导致急性下肢缺血相对少见。动脉瘤、动脉粥样硬化、动脉壁炎症或创伤时，病变部位常有血栓形成，血栓、斑块或碎片脱落便形成栓子。当右心房压力超过左心房时，静脉系统血栓可经未闭的卵圆孔到达体循环形成动脉栓塞，称为"反常栓塞"。

（三）医源性

随着心血管手术和介入治疗的进展，医源性因素也成为动脉栓塞的一个重要原因。Cooley 随访存活 6 年以上的 1550 例心脏瓣膜置换病例，动脉栓塞发病率达 15.5%。二尖瓣置换术较主动脉瓣置换术的动脉栓塞发生率高，分别为 17.0%、11.5%。安置心脏起搏器、血液透析的动静脉瘘、动脉内留置导管，大动脉反搏气囊导管应用主动脉瘤切除、人工血管移植术、动脉造影和介入治疗等也可导致动脉栓塞。Sharma 和同事注意到 45% 的胆固醇栓子是医源性的，而其中的 83% 是由近端动脉血管造影所致。

（四）肿瘤性

较为罕见。多为恶性肿瘤浸润血管后形成，由于患者自身情况较差，甚至可能忽略由动脉栓塞引起的症状。

（五）不明来源栓子

尽管进行非常详细的检查，仍然有 5%～10% 的动脉栓子找不到来源，通常称为来源不明性栓子。随着医学影像技术的发展，以及对非心源性栓子的认识不断深化，不明来源栓子的确诊率已经有所降低。动脉造影、磁共振、经食管超声等，有助于外周血管栓子来源的判断。

三、病理生理

动脉栓塞的预后主要取决于受累血管的大小、阻塞的程度，特别是侧支循环的数量。如果栓塞发生在正常动脉，由于无法迅速建立侧支循环，可能导致严重的远端缺血；如果栓塞发生在已经狭窄或者既往慢性缺血的血管，由于已经形成侧支血管，也可能表现为原缺血症状加重。

（一）栓塞动脉的变化

动脉分叉部管径突然变窄，解剖形态呈鞍状，因此栓子几乎总是停留在动脉分叉部或分支开口处。在肢体动脉栓塞中，90% 以上发生在下肢，以股动脉发病率最高，其次是髂总动脉、腹主动脉和腘动脉。上肢动脉的发病顺序为肱动脉、腋动脉和锁骨下动脉。栓塞发生后，动脉腔呈部分性或完全性阻塞，其远端动脉及侧支血管发生痉挛，通过交感神经舒缩中枢反射，引起远端血管及其邻近侧支动脉强烈痉挛，使患肢缺血加重。痉挛程度愈剧烈，缺血愈严重。动脉本身的滋养血管也可发生痉挛，造成动脉壁血供障碍，内弹力层发生水肿、增厚、断裂，血管内皮细胞损伤、脱落，血小板、纤维蛋白粘附于动脉内膜，导致继发性血栓形成。此种血栓与动脉内膜粘连较紧密，摘除时容易损伤内膜。血栓蔓延能破坏侧支循环，有时动脉栓子裂解，碎片进入远端循环，形成复杂的动脉栓塞，可迅速加重病情。另外，动脉长时间缺血，相应静脉血流速度缓慢，缺血导致相应静脉内膜损伤可以发生静脉血栓形成。由于栓塞近端动脉血流滞缓，正常轴流发生紊乱，血液中有形成分沉积，血液发生凝固而形成继发性血栓，这种血栓与动脉内膜粘连疏松，较易摘除。继发性血栓常发生于栓塞后8～12小时。伴行静脉继发血栓形成，提示肢体循环障碍严重，预后不佳。

（二）受累肢体的变化

由组织缺氧所致，周围神经对缺氧最敏感，其次是肌肉组织，因而疼痛和麻木为肢体动脉栓塞的最早临床表现。感觉消失时，肌肉组织同时发生坏死，释放磷酸肌酸激酶（CPK）和溶菌酶等物质，加剧组织溶解破坏。厌氧代谢引起组织酸中毒和细胞钠泵障碍，使细胞外及血液中钾浓度升高。通常缺血4～8小时后开始发生组织坏死，栓塞部位、受累动脉痉挛程度、形成继发性血栓的范围和侧支循环可以影响病程进展。少数病例发病后可不发生坏疽，由缺血所致的功能障碍则很明显。

（三）心血管系统和全身影响

多数病例患有心血管系统疾病，动脉栓塞加重了原来的心血管功能紊乱，严重者可导致血压下降、休克、严重心律失常甚至心搏骤停。单纯动脉栓塞可引起较严重的缺血表现，但不足以危及患者生命，而因缺血引发的代谢并发症是非常重要的致死原因。Haimovic估计，由外周动脉栓塞导致死亡的病例，有1/3是由血管再通后的代谢并发症引起的。由于动脉栓塞造成组织缺血，发生骨骼肌溶解、坏死，细胞内物质如高浓度的钾、乳酸、肌红蛋白、血清谷草转氨酶、各种细胞酶、代谢产物等释放。肢体缺血的病例中，外科血栓切除术后 5 分钟，平均静脉血 pH 为 7.07，血清钾升高到 5.77mmol/L。血管再通后，积聚的代谢产物突然释放到静脉血液循环中，造成严重的缺血再灌注损伤，表现为高钾血症、代谢性酸中毒及肌红蛋白尿，酸性条件促进肌红蛋白沉积于肾小管，造成肾小管坏死，形成肌源性代谢性肾病，可迅速发展为急性肾功能衰竭。

四、临床表现

动脉栓塞的肢体表现为特征性的"5P"征：疼痛（pain）、无脉（pulselessness）、苍白（pallor）、麻木（parasthesia）和运动障碍（paralysis）。

（一）疼痛

患肢剧烈疼痛是大多数动脉栓塞患者就诊的主要症状。疼痛部位开始位于栓塞水平，逐渐向远侧延伸，疼痛部位可以随栓子移动而改变，例如腹主动脉骑跨栓开始有剧烈腹痛，然后转为双下肢痛，而腹痛消失。疼痛的主要原因是组织缺血，局部血管压力骤增和血管痉挛等均为疼痛原因。

（二）动脉搏动消失或减弱

栓塞部位的动脉有条索感和压痛，栓塞远侧动脉搏动消失，栓塞近侧动脉因流出道受阻，可出现弹跳状强搏动（水冲脉）。当动脉痉挛严重或形成继发性血栓时，栓塞近端动脉搏动也可减弱。如果为不完全性栓塞，血流仍可通过，远端动脉可探及微弱的搏动。

（三）苍白、厥冷

由于组织缺血，皮肤乳头层下静脉丛血液排空呈蜡样苍白。若血管内尚积聚少量血液，则在苍白皮肤间呈现散在的青紫斑块。肢体周径缩小、浅表静脉萎瘪、皮下出现蓝色条索。皮肤厥冷，肢端尤甚，皮温可降低 3～4℃，皮温改变平面位于栓塞平面下 10cm 左右。

（四）麻木、运动障碍

麻木、运动障碍是判断疾病进程最重要的临床表现，常表示已经或者即将出现肌肉坏死。在少数病例，发病后首先出现的症状是患肢麻木，患肢呈阶段性感觉异常，近端可有感觉过敏区，感觉减退区平面低于动脉栓塞平面，远端呈袜套型感觉丧失区，这是由于周围神经缺血所致的功能障碍，患肢还可有针刺样感觉。如果出现肌力减弱，甚至麻痹，表现为不同程度的手足下垂，提示为桡神经或腓总神经缺血性损伤。

五、检查

（一）彩色多普勒超声检查

了解栓塞部位，下游动脉通畅情况。

（二）节段性测压

对肢体动脉进行多普勒测压，客观了解肢体血供情况。

（三）CTA、MRA

了解栓塞部位、栓子形态，下游远侧动脉是否通畅、侧支循环情况。

（四）动脉造影

诊断的金标准，但属于有创检查。一般不作为首选。

六、诊断与鉴别诊断

（一）诊断

有器质性心脏病、动脉粥样硬化，尤其是有心房纤颤、急性心肌梗死、动脉栓塞病史者，如果突然发生肢体剧烈疼痛、肢端苍白和无脉，急性动脉栓塞的诊断基本成立。皮肤温度降低的平面比栓塞平面低，出现感觉和运动障碍表明已经出现不可逆性组织坏死。临床判断栓塞的部位相对简单。超声多普勒血流仪可以更准确判断动脉栓塞的部位，病变近侧动脉可闻及明确的血流音，而其远侧血流音立即消失或明显减弱。此外，栓塞远侧节段性动脉收缩压明显降低或者测不到，血流波幅明显低平。选择性肢体动脉造影可以了解栓塞远侧动脉是否通畅，侧支循环状况，有无继发性血栓形成，有无动脉粥样硬化性病变，特别是有慢性动脉粥样硬化病变的患者，术前应尽可能行血管造影检查。

血管造影有助于鉴别栓塞及血栓形成。典型栓塞征象是在正常血管内突然出现截断，有时表现为凸起或凹陷的充盈缺损。由于栓子栓塞起病急，所以侧支血管形成不足是栓子栓塞的另一个特点。动脉系统其他部位无病变提示为栓塞，数个动脉床内多数充盈缺损是栓塞的病理学基础，栓子栓塞最常见的闭塞部位是动脉分叉处。相反，急性血栓形成的病例通常有明显的弥漫性动脉粥样硬化性改变，以及良好的侧支循环。闭塞部位通常呈不规则尖细状，出现于易发生动脉粥样硬化的部位如 Hunter 管（收肌管）。

（二）鉴别诊断

诊断时需与下列疾病相鉴别：

1. 动脉血栓形成

发生在动脉原有病变（如动脉粥样硬化、动脉瘤、动脉炎等）或外伤等，其临床表现虽然与动脉栓塞相似，但具有下列特点：

（1）病史中有慢性缺血症状，如小腿或臀股部麻木、发凉，出现间歇性跛行等。

（2）肢体有慢性缺血体征如毛发脱落、趾（指）甲增厚变形和肌肉萎缩等。

（3）X 线平片显示血管壁钙化或者骨质稀疏。

（4）常有其他部位动脉粥样硬化征象。

（5）发病过程较栓塞缓慢。一般当诊断有困难时应当行动脉造影。

2. 急性髂 - 股静脉血栓形成

偶尔可与动脉栓塞混淆。急性髂 - 股静脉血栓形成，如果栓塞严重、肢体压力急剧升高，动脉痉挛等，可形成严重的"股白肿"或"股青肿"。患肢苍白或发紫、发凉、脉弱，需慎重鉴别。静脉血栓开始以患肢肿胀为主，感觉正常，浅静脉充盈，与动脉栓塞迥然不同。如果静脉血栓形成好转或者侧支循环建立，缺血现象多在 12～24 小时后改善，动脉搏动恢复、患肢转暖、肤色转正常。

3．动脉夹层

动脉夹层是引起急性肢体缺血的原因之一，特别是高血压患者或者Marfan综合征体形的年轻人，通常可以通过高血压病史、胸部或肩脚内侧背部疼痛与急性动脉栓塞鉴别。如果发生血管闭塞，远侧肢体同样可以表现为缺血症状，但是比动脉栓塞明显轻。本病病情危重，如果误诊可能危及生命。细致的多普勒超声检查、CTA、动脉造影等可以明确诊断。

4．其他

（1）动脉痉挛

常由外伤、手术刺激或者过度吸烟所致，交感神经阻滞、扩张血管药物常有效，麦角中毒者由于动脉痉挛发生急性动脉缺血表现，有服药史，硝普钠治疗有效。

（2）腘动脉受压综合征

有慢性小腿或足部间歇性跛行表现，多发生在20～40岁的年轻人。

（3）休克

肢端可以发绀、发凉，当全身情况改善后，肢端缺血常随之好转。

（4）动脉压迫性病变

如急剧增大的动脉瘤、肿瘤、髁上骨折断端等压迫动脉，也可引起肢端急性缺血。

（5）肢体动脉挫裂伤或横断伤

可以导致急性肢体缺血，外伤史为鉴别诊断提供了重要线索。

七、治疗

动脉栓塞的预后与多种因素相关，其中最重要的是根据发病时间的长短采取正确的治疗措施。发病6小时以内的治疗者，肢体存活率可达95%；12小时以内治疗的，肢体存活率约为80%；而12～48小时治疗者，肢体存活率约为60%。因此，一旦诊断明确应立即治疗。动脉栓塞常伴有心血管疾病，对呼吸、循环、泌尿系统影响较大，可并发多器官功能不全或衰竭，故治疗原则是既要解除肢体急性缺血，又要兼治原发性疾病。

由于取栓导管的广泛应用和手术技术的改进，明显简化了手术方法。而且手术可在局部麻醉下施行，对患者的全身情况干扰较小。多数情况下，动脉栓子的最佳治疗是迅速切除栓子及蔓延的血栓。选择正确的手术方式，合适的抗凝溶栓药物治疗，高效率的机械性栓子切除系统等综合作用，才能有效完成动脉栓塞的治疗。治疗方案的选择取决于：

（1）肢体的缺血情况；

（2）血栓蔓延的程度；

（3）患者医疗条件。

（一）非手术治疗

目前仅用于不适合手术或者不能手术的病例。

1. 肢体局部的处理

患肢置于低于心脏平面的位置，一般下垂15°左右，以利于动脉血液流入肢体。室温保持27℃左右，局部不可用热敷，以免组织代谢增强，加重缺氧，局部冷敷可引起血管收缩，减少血供，也属禁忌。

2. 抗凝和溶栓

动脉栓塞后应用肝素和双香豆素类衍生物等抗凝剂，可以防止栓塞的远、近端动脉内血栓延伸，心房附壁血栓再生或发展，以及深静脉继发性血栓形成。在急性期应持续泵入肝素，维持一定的抗凝活性。溶栓剂仅能溶解新鲜血栓，一般对发病6～10天以内的血栓效果最好，对10天以上者效果较差。

给药途径：

（1）直接穿刺给药。

（2）经导管注入。

（3）持续灌注溶栓剂于栓塞近端的动脉腔内。

（4）以多孔喷雾式导管向血栓内作持续滴注。

（5）经静脉滴注给药，每天用尿激酶50万～100万U，总量不超过2万～4万U/kg。

必须严密监测纤维蛋白原、优球蛋白溶解时间和纤维蛋白降解产物（FDP），注意皮肤、黏膜、泌尿道等部位有无出血。纤溶剂对纤维性栓子本身难以发挥作用。

3. 解除血管痉挛

0.1%普鲁卡因静脉滴注，罂粟碱或妥拉苏林直接注入栓塞动脉腔内或静脉滴注，交感神经阻滞或硬膜外阻滞也可采用，以解除动脉痉挛，促进侧支循环建立。

4. 高压氧舱治疗

可以增加血氧饱和度，对改善肢体缺血有一定帮助。

（二）手术治疗

主要为栓子和血栓切除术。

1. 适应证

（1）发生动脉栓塞后，急性缺血症状严重，无明确手术禁忌证。

（2）栓塞平面位于指（趾）动脉以上。

（3）为已经发生坏疽病例进行取栓手术，目的在于降低截肢平面或有助于残端愈合，可以采取取栓后即刻开放截肢的方法，避免严重并发症的发生。

2. 禁忌证

（1）肢体已经出现明确的感觉和运动障碍，肌肉坏死，栓子摘除也不能挽救肢体。

（2）患者一般情况严重恶化，出现多器官功能衰竭。

3. 术前准备

检查血常规、血生化、凝血功能等，尽量减少检查时间，在基本纠正重要脏器功能的基础上，争取尽早手术。原则上均可采用局部麻醉，但是估计手术困难，或者有可能行血管旁路移植术时，应当考虑用连续硬膜外阻滞麻醉或全身麻醉。

4. 手术方法

（1）取栓术

手术治疗的目的在于恢复血供，减轻或避免组织坏死，如果发生严重组织坏死，应及时清除坏死组织以保全生命。最原始的动脉栓塞直视下取栓术已经废除，目前以 Fogarty 取栓导管为基础的取栓术成为主要术式。Fogarty 取栓导管有 2F～7F 共 6 种型号，球囊容量 0.25～2.5mL，充起后球囊直径 4～14mm。导管配有合适的内芯，在取栓时有助于克服阻力。球囊导管取栓术可以选取相对表浅的部位切开，甚至可以远离病变血管，简化了操作。可在局部麻醉下完成手术，提高了手术的安全性，减少术中出血量，缩短手术时间，减少手术损伤和并发症。球囊导管取栓术也存在以下并发症：可损伤动脉内膜甚至穿破动脉，球囊扩张造成动脉损伤破裂，取栓成功血流通畅后，特别是大量应用抗凝药物时，可以造成局部大量出血。有时过度球囊扩张可能造成内膜损伤，远期易形成动脉狭窄、闭塞或者血栓形成。因而取栓时球囊不宜过大，用力不应过猛。当导管粗而血管细时，有可能将栓子推向动脉远侧，从而加重肢体缺血，此时应取远侧辅助切口进行取栓。

（2）溶栓术

导管定向溶栓法由 Dotter 在 20 世纪 70 年代推广。溶栓治疗具有以下优点：

1）能溶解侵及微循环和侧支血管的血小板 - 纤维素血栓，这些部位是导管达不到的地方；

2）逐步增加再灌注有助于避免因动脉闭塞突然缓解而导致的缺血 - 再灌注损伤；

3）溶栓治疗能够显露潜在的动脉狭窄，而这有可能通过腔内治疗得到解决。

虽然定向溶栓治疗创伤更小，但是动脉栓塞往往伴有不能溶解的纤维性栓子、动脉粥样硬化斑块、机化栓子，因此疗效有待进一步证实。即使以血栓为主的动脉栓塞病例，如果血栓形成时间超过 7～10 天，目前的溶栓药物并没有更好的效果。因此，对于导管溶栓治疗的适应证存在争议。笔者认为，此方法可以作为复合治疗方法之一，不宜单独使用。

（3）取栓术衍生手术

包括在切取栓子的同时进行内膜剥脱术、动脉旁路重建术等。当动脉栓塞发生在动脉粥样硬化的部位时，单做取栓术常难以充分矫正动脉狭窄。此时需同时将增厚的动脉内膜切除，此法只适用于病变较局限时。尤其适用于股深动脉起始部的动脉粥样硬化性狭窄。因股深动脉常常是严重动脉粥样硬化患者维持血供的唯一血管。少数情况下，可考虑进行动脉旁路移植术，缓解动脉栓塞造成的缺血症状，特别是在一些医源性栓子难以取出时。然而，由于在急诊情况下，考虑到感染、严重代谢综合征、远端流出道情况不明等因素，笔者并不赞同将动脉旁路移植术作为优先选用的治疗手段。

（4）经皮血栓切除术

现代医疗技术的发展可以完成在细小的血管腔内装备各种复杂装置。经皮血栓切除设备包括超声消融、激光烧灼、机械旋切等，主要通过粉碎及吸引造成血栓分解。经皮血栓切除术的优点是，以较小的创伤达到切除血栓的目的。甚至可以将动脉粥样硬化斑块一并消除。恢复更加通畅的血管内腔连续性。然而，受到技术制约，少数得到医疗准入的技术在临床应用的效果并没有预期的良好，需要进一步改进。

（5）截肢术或取栓术＋截肢术

当患者来院时肢体已经发生坏疽，必须预防感染扩散，改善患肢血液循环。待坏疽与健康组织间的界线明确后行截肢（趾）术。但是已经有湿性坏疽，或者虽然无坏疽平面形成，但是肢体缺血已经导致全身情况恶化而威胁生命时，也应立即截肢。笔者认为，手术时若先行动脉取栓术，使血流尽可能得到恢复后，紧接着行截肢术具有两个优点：①可有效降低截肢平面；②有助于增加残端血供，促进残端愈合。

5．取栓术后处理

（1）全身处理

由于多数病例伴有器质性心脏病，常并发心力衰竭，有时甚至在心肌梗死时发病，因此，与有关科室医师协作处理患者的全身情况十分重要。对于发病时间较长或者较大动脉栓塞病例，取栓完毕恢复循环后。大量缺氧代谢产物会很快回流。常导致严重酸中毒、高钾血症、低血压、休克、肾功能衰竭、心律失常，甚至心搏骤停。因此，术后需监测心、肺、肾功能，密切观察动脉血气、电解质、肝肾功能和尿量。预防代谢性肌肾综合征，需酌情给予缓冲液（如碳酸氢钠、乳酸钠）、利尿剂、强心剂、抗心律失常药物。死亡常发生在术后3天内，因而术后3天严密观察和积极治疗尤其重要。

（2）局部处理

取栓术后观察患肢疼痛、麻木、功能障碍是否缓解，观察动脉供血和回流情况，观察患肢皮温、静脉充盈时间、毛细血管充盈情况和患肢周径。必要时以多普勒仪监测动脉血流声，测量节段性动脉收缩压，做肢体血流图，并观察患肢运动和感觉功能。远侧动脉搏动恢复为手术成功的指标，由于常伴动脉痉挛，血液循环恢复较慢。肢体静脉充盈，肢体变暖常较早出现，而动脉搏动有时需在术后数小时甚至1～2天后才恢复。当并发患肢动脉粥样硬化时，有时搏动不能恢复，而仅转为"暖足"。

如果术后症状不缓解，体征不改善，或者缓解后复又加剧，提示取栓不成功或者发生再栓塞、继发性血栓形成，应再次探查，力求明确失败原因。否则，即使再次手术，仍然不易成功。

术后患肢近侧动脉有水冲样脉，常提示患肢小动脉病变未解除，可能需同时切开远端动脉联合取栓，再次手术后，应以大量肝素盐水灌注远侧动脉，并同时切开、探查其回流静脉，使微小血栓得以排除，必要时行术中动脉造影。

术后患肢明显肿胀，首先应考虑缺血再灌注损伤，其次是静脉血栓形成。要严密观察可能发生的骨筋膜室综合征，尤其是胫前间隙，表现为小腿前外侧骤然疼痛、肿胀、明显触痛、肤色呈紫红色。腓总神经麻痹时表现为足下垂、第一趾间感觉障碍，应立即做筋膜切开减压术。

6. 治疗结果

Fogarty 取栓导管的出现，简化了外科手术操作，改善了手术效果。这些改进使保肢率维持在 75%~90%。不幸的是，病死率仍然维持在 10%~20%。由于较晚出现的临床表现使手术延迟，可能是影响手术成功率的最重要因素。在 Abbott 及其同事所做的一系列研究中，当栓子出现后 12 小时内治疗，肢体保存率为 93%，病死率为 19%。相反，超过了 12 小时进行治疗，肢体保存率为 78%，病死率为 31%。Elliott 和助手发现在 8 小时至 7 天内治疗时，延迟治疗的结果和缺血性改变的严重程度及不良后果呈线性相关。

包括溶栓治疗在内的腔内治疗应该与设计良好的外科治疗相对照。许多因素对急性动脉栓塞的结局有不利影响，包括潜在的栓子来源、动脉粥样硬化的高发率、代谢性并发症。随着人口老龄化，高龄栓塞患者比例增加，全身动脉粥样硬化病变引起的复杂动脉栓塞成为主要患者群，无论手术治疗还是介入治疗风险均增加。可以预见，由于技术进步所带来的益处会被已经增加的医疗并发症的复杂性所抵消，因此和急性动脉栓塞相关的病死率仍然很高。

（三）术后并发症的防治

1. 再灌注损伤

因重度急性下肢动脉栓塞接受治疗的患者有发生再灌注损伤的危险。并且往往在缺血肌肉再灌注，且受损的肌肉细胞分解出的代谢产物扩散至全身时发生。这一病理过程包括肌红蛋白的漏出使尿液变为酱油色；代谢物质也可影响重要循环并引发心律失常和心衰；使肺内微血管渗透性增加及中性白细胞聚积，可形成非心源性肺水肿的表现。阻塞部位高（如骑跨栓塞）且大量肌肉受累时发生再灌注损伤的危险更高，缺血时间长时风险更高。再灌注损伤也许是急性下肢动脉栓塞术后病死率较高的主要原因。在一期截肢的病例中已有较低病死率的报道，也有建议通过溶栓逐渐地恢复灌注来保全生命。

再灌注综合征最好是通过迅速地恢复血流来预防。目前没有有效的临床药物，但在动物模型中已有许多药物取得成功，包括肝素、甘露醇和前列腺素。甘露醇因会损伤肾脏功能需慎用。同时，必须纠正酸中毒和高钾血症，保证患者血容量充足并有好的尿排出量，以往的方法是监测中心静脉压，以不出现心衰为前提，多补液的同时使用速尿等利尿剂，以利代谢产物及肌红蛋白的排出，同时碱化尿液以避免肾功能衰竭。如果尿pH＜7.0可静注100mL碳酸氢钠。可重复相同剂量直到pH值正常。

近年来，持续血液滤过（CRRT）技术对防治再灌注损伤提供了新的手段，围手术期使用连续性静脉-静脉血液透析滤过（CVVHDF），能在调节体液电解质平衡的同时，清除各种代谢产物和毒物，保护肾功能。但治疗费用偏高，适应证的选择还需进一步积累经验。

2. 骨-筋膜室综合征

恢复灌注后肌肉的急性炎症导致肿胀及骨-筋膜室综合征的发生。腿部肌肉生存的有效空间是有限的，当室间隔中压力升高，毛细管灌注减少低于组织生存所需的水平时，即可发生神经损伤和肌肉坏死。骨-筋膜室综合征的基本临床特征是疼痛，常剧烈且"不成比例"。触诊肌肉坚硬有触痛，间隔中的神经也受累，引发感觉和运动功能的失调。如果术前就有类似体征，则诊断更加困难。此外，患者此时因麻醉未清醒或无判断力，但早期诊断对挽救肌肉组织非常重要。因此一些医院通过隔室内压力测量来进行诊断。何时筋膜切开没有精确的标准，目前筋膜室压力＞30mmHg是公认的诊断标准。使用这一标准得出正确诊断的特异性是高的，但敏感性非常低。急性下肢动脉栓塞手术后要注意骨-筋膜室综合征的征兆，定期体检是极为重要的。一旦怀疑存在骨-筋膜室综合征，应及时行筋膜切开术。

参 考 文 献

［1］ Norgren L, Hiatt WR, Dormandy JA, et al.Inter-society consensus for the management of peripheral arterial disease(TASC Ⅱ) [J]. J Vasc Surg, 2007, 45(Suppl S): S5-67.

［2］ Henke PK. Contemporary management of acute limb ischemia: Factors associated with amputation and in-hospital mortality [J].Semin Vasc Surg, 2009, 22 (1): 34-40.

［3］ Guyatt GH , Aki EA, Crowther M , et al.Executive summary: antithromobotic therapy and prevention of thrombosis, 9[th]ed: American college of Chest Physicians evidence-based clinical practice guidelines [J].Chest , 2012, 141 (2) (Suppl): 7S-47S.

［4］ Willeit K, Pechlaner R, Egger G, et al.Carotid atherosclerosis and incident atrial brillation [J]. Arterioscler Thromb Vasc Biol, 2013, 33 (11): 2660-2665.

［5］ Claudio Roncn. Extracoiporeal therapies in acute rhabdaomyolysis and myoglob in clearances [J].Critical Care 2005 9 (2): 141-142.

第三节　糖　尿　病　足

　　糖尿病足是由于糖尿病血管 / 神经病变引起下肢异常改变的总称。这一概念是由 Oakley 于 1956 年首先提出。1972 年，Cattemll 将其定义为因神经病变而失去感觉和因缺血而失去活力，合并感染的足。糖尿病足作为糖尿病的一种严重并发症，具有很强的致残性和致死性。WHO 的定义是：与下肢远端神经异常和不同程度的周围血管病变相关的足部感染、溃疡和（或）深层组织破坏。随着人们对糖尿病足的认识深入，发现糖尿病足是一组足部病变的综合征，不是单一症状。它至少应当具备如下要素：第一是糖尿病患者；第二是应当有足部组织营养障碍（溃疡或坏疽）；第三是伴有一定下肢神经或（和）血管病变，三者缺一不可，否则就不能称其为糖尿病足。糖尿病足一般分为三种类型，即神经型、缺血型和神经缺血型（也称混合型）。目前，我国糖尿病足以混合型为主，其次为缺血型，而单纯神经型比较少见。

一、流行病学

　　随着人口老龄化，糖尿病发病率呈增加趋势。据不完全统计，全世界有 1.2 亿～1.4 亿糖尿病患者，我国有 4 000 万糖尿病患者，另有 2 000 万血糖增高者未进行治疗。糖尿病的严重性不在糖尿病本身，而在于其并发症，糖尿病所致的血管病变是形成并发症的基础，据报道，糖尿病患者发生动脉硬化的概率较非糖尿病患者高 19 倍，50 岁以上的糖尿病患者可高达 40 倍。糖尿病动脉硬化患者形成肢体缺血的发病率更高。糖尿病足流行病学调查如下：在所有的非外伤性低位截肢手术中，糖尿病患者占 40%～60%；在糖尿病相关的低位远端截肢中，有 85% 发生在足部溃疡后；在糖尿病患者中，5 个溃疡中有 4 个是因为外伤而诱发或恶化；糖尿病患者中足部溃疡的患病率为4%～10%。其中，一项多中心资料为 50 岁以上糖尿病患者群下肢动脉病变的比例为 19.47% 且糖尿病患者的双下肢病变呈对称发展。

二、病因及病理机制

（一）病因

1. 大血管病变

由大血管病变引起的糖尿病性肢体缺血与内分泌异常、微量元素平衡失调、代谢紊乱致血管内皮损伤、血流动力学异常、凝血功能亢进和抗凝血功能低下，血小板黏附、聚集、释放反应和促凝活性增强，以及前列环素（PGI_2）合成减少和血栓素（TXA_2）生成增多等因素有关。

2. 微血管病变

此类患者以肢端缺血为主，由微循环障碍所致。糖尿病患者多伴有微循环障碍。目前认为，红细胞变形性差、细胞膜顺应性下降、血流动力学异常、血管内细胞损伤等因素引起毛细血管基底膜增厚，并有透明样物质沉积，从而引起微血管病变。

3. 感染

感染不是糖尿病足的主要原因，却是促使其加重的一个重要因素。糖尿病患者由于机体免疫力低下，白细胞游走性和吞噬能力下降，易发生感染且难以控制。缺血的肢体更易发生感染，且多为革兰氏阴性菌感染，感染后血液中促凝物质增加，局部耗氧量增加，使局部缺血加重而发生坏疽。

（二）病理

糖尿病性肢体缺血症的病理变化是代谢紊乱引起的微血管和大、中、小血管病变以及神经系统功能障碍。加上糖尿病可致白细胞游走性下降，吞噬能力、免疫功能受损，易发生感染。由于多种因素的叠加作用，引起遍及全身的并发症，从头至足，无处不到。因此，在治疗糖尿病性肢体缺血症的同时，必须注意对其他并发症的处理。

1. 微血管病变

毛细血管基底膜增厚是糖尿病性微血管病变的特征性变化。管径缩小、内膜粗糙、血管弹力和收缩力下降、血流不畅，导致组织缺氧、血液黏滞度增高、红细胞变形性减弱、血小板和红细胞聚集性增强，以及凝血物质增多等，均会影响微血管内的血流速度，进而有微血栓形成，称为血栓性微血管病。微血管病变波及全身，比较突出的表现是糖尿病性肾病、糖尿病性心脏病、糖尿病性眼底病等，也可发生于肢体末端的微血管，从而形成糖尿病微血管性坏疽。

2. 大血管病变

大血管病变是指大、中动脉病变而言，主要发生于腹主动脉、心、脑和肢体主干动脉。心、脑血管病是糖尿病患者的主要死亡原因之一，肢体血管疾病则是需要血管外科解决的问题，也就是糖尿病性动脉硬化闭塞症，其次是缺血、感染等因素，常导致肢体严重坏疽，使许多患者丧失肢体。

3. 神经系统功能障碍

糖尿病患者由于大血管病变和微血管病变，营养神经的血管出现功能性和器质性改变，引起神经营养障碍和缺血性神经炎。末梢神经病变除微血管病作用外，与高血糖亦有直接关系。研究发现高血糖可使髓鞘和无髓鞘神经纤维活性降低，多元糖醇代谢紊乱，末梢神经内（Schwan 细胞）有山梨醇和果糖积聚，其含量与神经功能低下呈一致性关系，应用醛糖还原抑制剂可以降低山梨醇的含量。高血糖引起的血液黏滞度和血液成分变化、大血管和微血管病变，均会影响神经系统功能，神经系统功能障碍对患者产生一系列不利影响：血管舒缩功能异常，使肢端毛细血管交通支异常开放，压力升高，出现糖尿病性灼痛足，表现为足部潮红，皮温升高，自述有烧灼样疼痛，得凉则舒，类似红斑性肢痛症，还有一些患者表现为缺血性神经炎，自述足部灼热、疼痛，触之皮温不高反而发凉，自觉热痛却怕冷，这两种情况临床尚需仔细鉴别。由于交感神经功能异常，肢体汗腺分泌减少，皮肤干燥，易发生皲裂，使皮肤的完整性遭到破坏，容易合并感染。由于感觉神经功能异常，肢体对疼痛的敏感性下降甚至丧失，形成糖尿病性无痛足。加上糖尿病易合并眼病发生视力障碍，使有些患者在足部遭受外伤后，甚至形成较大溃疡时尚不知晓，因而不能早期就诊。

总之，糖尿病性肢体缺血症发病机制比较复杂，根据上述三个方面的病理生理变化及其相互之间的关系，可以认为大血管病变和微血管病变是两个重要环节，神经功能障碍是特征性的合并症，若在此基础上合并感染，使肢体缺血进一步加重，进而引发糖尿病性肢端坏疽。

三、临床表现

糖尿病足具有一般肢体缺血性疾病的共同特点，例如畏寒、皮色苍白、血流减少、间歇性跛行、营养障碍等。体检可发现下肢动脉（股动脉、腘动脉、胫前动脉、胫后动脉、腓动脉、足背动脉）搏动减弱或消失。其独特之处在于：一是合并糖尿病的临床表现及多脏器血管并发症；二是后期发生特征性坏疽。糖尿病足的临床分期如下：

（一）肢体缺血代偿期

患者常感觉肢体发凉，进而有间歇性跛行。腓肠肌是引起间歇性跛行的最常见部位，常提示股动脉或腘动脉阻塞。如果发生在臀部，提示病变在髂动脉或髂-股动脉，这是糖尿病下肢缺血的早期表现。与血栓闭塞性脉管炎及动脉硬化闭塞症不同之处在于，此期多有明显的肢体麻木等感觉异常，这是糖尿病足肢体缺血症的一个特点，早期即并发缺血性神经炎。

（二）肢体缺血失代偿期

由于病变发展导致间歇性跛行的行走距离日益缩短，直至休息时也发生疼痛，称为静息痛。疼痛大多局限于足趾或足远端，夜间尤重，卧位时加剧，下肢下垂后有所缓解，此为病程中期。患者常伴有肢体皮色苍白或发绀，皮温明显下降，有些患者以肢体冰凉为突出表现，而肢体痛觉可缺失，形成糖尿病性无痛足。

（三）坏死期

是本病的严重表现，也是患者就诊的一个主要原因。虽然同为肢体坏疽，但是临床表现有很大差异，有的患者仅表现为足部溃疡，长期不愈合，进而发展为坏疽。从病因可以分为缺血性坏疽和感染性坏疽，从临床表现可以分为干性坏疽和湿性坏疽。临床分型的目的是便于有针对性地进行治疗。

四、诊断与鉴别诊断

临床诊断一般不难，糖尿病患者如果有上述表现，一般可诊断为糖尿病足，有时也可借助下肢血管多普勒超声进一步明确诊断。下肢缺血性疼痛一般较易与糖尿病神经性病变引起的疼痛相鉴别，后者与体位、行走的关系不大，常呈烧灼痛或跳痛，沿神经分布而非袜套式分布。而椎弓根狭窄症引起的腰腿痛偶尔酷似间歇性跛行，临床上也较容易同下肢缺血性疼痛相鉴别。前者下肢皮温、颜色无改变，动脉搏动正常，血管多普勒超声可以进一步明确下肢远端动脉形态等情况。

五、治疗

糖尿病足的发病机制、病理生理变化和临床表现都比其他慢性肢体动脉硬化闭塞性疾病复杂，因而治疗困难。本病治疗要根据病情分期、病变类型，以及患者的全身情况，选择综合治疗方案，概括地说应该抓住控制糖尿病、防治感染、改善血液循环和治疗末梢神经功能障碍四个环节进行治疗。主要有两大类治疗方法，即综合处理和外科干预，其中综合处理是非常重要的措施，主要用于早期、轻度病变的患者，以及无法行下肢血管重建术的患者，或者外科干预前后。

（一）综合治疗

1. 控制糖尿病
（1）一般治疗

由于本病要求长期治疗，必须对患者及其家属进行宣传教育，让患者了解糖尿病的基本知识和治疗要求，学会饮食疗法，掌握降血糖药物的使用，胰岛素注射技术，尿糖测定和低血糖的早期识别及处理等。保持生活规律，注意个人卫生，预防各种感染，坚持参加适当的体育锻炼或劳动，避免或减轻肥胖，以改善代谢状况和胰岛细胞储备功能。

（2）药物治疗

将血糖控制在正常范围是防治糖尿病性肢体缺血症发生、发展的基础，因此需要根据患者的不同情况选用口服降糖药或胰岛素。在应激状态下血糖增高，糖尿病合并肢端坏疽是严重应激状态，尤其在合并感染时，患者的血糖常显著升高，根据临床观察所见，患者入院时的血糖常在17mmol/L（300mg/dL）以上，在这种情况下多需应用胰岛素治疗。值得注意的是，随着感染的控制，患者的血糖常迅速下降，因此要经常监测血糖的变化，及时调整胰岛素用量，以免发生低血糖反应。不少非胰岛素依赖性糖尿病患者，在病情稳定后可改用口服降糖药治疗。

（3）控制感染

糖尿病性缺血肢体一旦感染，常引起广泛坏疽，而且病情发展迅速，出现严重代谢紊乱，可危及肢体甚至生命。因此，在合并感染时，控制感染和治疗糖尿病同样重要。根据细菌种类或药敏试验结果选用抗生素，而且要适时、足量、综合用药。由于糖尿病患者合并感染不易控制，所致坏疽发展迅速，故一开始就应选用强力、有效的抗生素，而不可逐步升级，除常规静脉滴注外，也可经股动脉注射。但是抗生素不能代替手术治疗，一旦感染，就应果断、适时、充分地切开引流，包括皮肤、筋膜和腱鞘。足趾感染应拔甲，必要时趾两侧切开，感染在足背和足底，可行纵行切开以通畅引流，切开引流宁早勿晚，一般不会因手术伤而加重坏疽，只有通畅引流才能控制感染，在有气性坏疽时，要根据病情进行有效处理。截趾和截肢时应防治感染，为预防截趾切口感染，一般不做一期缝合或仅做部分缝合，对截肢患者要特别注意围手术全身应用抗生素，术中局部应用抗生素，也可以考虑术后通过引流管无菌注入抗生素，要注意截肢残端有潜在感染的可能。

（4）改善末梢神经功能障碍

可用传统的神经营养药如维生素B_6、维生素B_{12}、阿米替林、奋乃静、酰胺咪嗪，可使神经痛缓解。局部皮下注射胰岛素对神经病变和疼痛可能有效，由于末梢神经内山梨醇含量增加和醛糖还原酶活性升高，故用醛糖还原酶抑制剂（ONO-2235）改善神经功能有可能获得良好疗效。日本10所医院用此药治疗糖尿病神经系统功能障碍152例，分为300mg/d和600mg/d两组，对肢体自发性疼痛和冷感改善率分别为38.5%、77.8%及35.0%、62.2%，腓神经传导速度和感觉神经传导速度改善率分别为60%、67%，但是有1%～6%

的患者出现腹泻、上腹痛和转氨酶（GOT、GPT）升高等不良反应。改善肢体微循环是治疗神经病变的基础，山莨菪碱作用较显著，肌醇和维生素 B_{12} 等也有效。加巴喷丁和普瑞巴林是治疗神经病理性疼痛新药。对足灼热综合征可用阿司匹林、氯苯那敏和清热凉血中药治疗。

（5）改善肢体血液循环

由微血管和低位动脉病变而引起的缺血，主要是药物治疗，治疗慢性动脉闭塞性疾病的扩张血管、抗血小板和降低血液黏滞度的药物均可应用，可以单独或综合用药。对于有血液高黏综合征和高凝状态的患者，也可用抗凝剂和溶栓剂。常用的药物有：

1）前列腺素 E_1

治疗本病效果较好。Akaba 等采用 Seldinger 技术，向远端插入导管 10～25cm，用动脉输液泵 24 小时持续注射治疗 10 例，药物组成是前列腺素 E_1 15～20μg，尿激酶 3000U、胰岛素 7.2～9.4U 和生理盐水 5mL。如果有局部感染，可加入有效抗生素，注射时间为 15 周，平均 7.5 周。注射 2 周后分泌物减少，3 周时坏疽干燥、创面缩小、肉芽生长、逐渐愈合，血流也相应增加，疗效较好。前列腺素 E_1（PGE_1）可以改善局部血液循环，尿激酶有利于疏通毛细血管和防治微血栓形成，胰岛素可提高组织对糖的利用率，促进创口愈合。此法的不良反应是有 7 例患肢水肿，以小腿和踝关节明显，还有 4 例伴低热。没有合并感染的肢体缺血症，可用 PGE_1 100～200μg 加入液体中静脉滴注，每日一次，20 天为一个疗程，注意滴速不宜过快，以免注射部位出现发红、疼痛等不良反应。

2）山莨菪碱（654-Ⅱ）

山莨菪碱股动脉注射和静脉点滴治疗动脉闭塞性疾病和糖尿病缺血性肢体坏疽均有较好疗效，对糖尿病微血管性肢体缺血疗效尤佳。肌内注射每次 20～40mg，一日 3 次，或者 1～2mg/（kg·d）静脉缓慢滴注。使用时注意剂量应逐渐加大，以减轻口干、眼花等不良反应，并发青光眼和前列腺肥大者应为禁忌证。

3）抗栓酶 -3

本制剂由蝮蛇毒中提取，经反复纯化后制成，有改善代谢、促进葡萄糖利用、增加蛋白质和脂质合成的作用，动物实验和临床观察具有一定的降血糖作用，与胰岛素或口服降血糖药配伍使用治疗糖尿病时，可增强降血糖作用，提高疗效，可减少用药剂量。该药毒性低、不良反应少，用药过程中基本无不良反应。

4）中药治疗

在不同阶段配合应用中药辨证施治，可以进一步提高疗效。在肢体缺血未出现坏疽时多属阳虚血淤，治以补气温阳、活血化淤，常用药物为黄芪、当归、熟地、仙茅、山药、丹参、鸡血藤等。若肢体皮色紫绀或有色素沉着，伴有心绞痛，治疗以活血化淤为主，常用药物为桃仁、红花、当归、生地、赤芍、川芎、桔梗、牛膝、柴胡、甘草等。若肢体缺血合并感染出现红肿、疼痛时，治疗以清热祛湿为主，常用药物为金银花、当归、玄参、苍术、黄柏、牛膝、土茯苓等。

（二）外科治疗

外科治疗包括下肢血管重建术和截肢两种方法，国内汪忠镐于 20 世纪 80 年代首先提出，并完成血管搭桥术治疗糖尿病性肢体缺血。

1. 下肢血管重建术

目的：①挽救肢体，避免截肢；②降低截肢平面。一般而言，90% 的患者可以通过下肢动脉重建术达到治疗的目的。

方法：有两大类即外科手术治疗和介入治疗，外科手术治疗主要有血管旁路移植术（血管搭桥术）、动脉内膜剥脱术、带蒂大网膜移植术、下肢远端静脉动脉化术等，介入治疗主要用于大、中动脉病变，一般是球囊扩张及支架植入术、动脉腔内超声消融术等。

手术指征：①肢端有坏疽、缺血性溃疡和静息痛的患者；②因生活方式或职业必解决间歇性跛行，或者强烈要求缓解间歇性跛行者，血管造影证实存在周围动脉阻塞性病变，且远端有流出道者。

禁忌证：严重的心、肺、脑、肾等脏器功能不全，不能耐受手术者。

麻醉：持续硬膜外麻醉或气管内插管全身麻醉。

术前准备：术前需做血管造影，明确病变的范围和类型，制订相应的手术方案。

首先要控制糖尿病，使血糖相对稳定，一般血糖控制在 11mmol/L（200mg/dL）以下，但宁可偏高，不宜偏低，以略高于正常上限较好。如果有脓肿应先彻底引流，脓液做需氧菌和厌氧菌培养及药物敏感试验，使用强有力的抗生素控制感染，如果有发热必须体温正常后方可施行手术。由于患者多数患病日久，要全面检查心、肺、肝、肾等重要脏器功能，对脏器功能不全者要进行适当纠正，低蛋白血症者要补充白蛋白。

手术方法：

动脉血栓内膜剥脱术适用于腹主动脉分叉及一侧或双侧髂动脉或股-腘动脉局限性短段病变者。手术方法是：将阻塞段动脉的上、下端游离、阻断后，远端动脉内注入肝素 30mg，纵行切开阻塞段动脉前壁，从动脉粥样硬化斑块与动脉外膜下纤维肌层间裂隙逐步分离，剥除整个血栓内膜斑块。如果动脉腔内留下少许粗糙的内膜边缘，可做褥式缝合，使动脉内膜光滑平整，缝线在动脉壁外打结，最后将动脉切口用无创非吸收性缝线做连续缝合。术后早期可并发血栓形成，后期可再度发生狭窄，临床上常与其他血管重建术联合使用。

2. 血管旁路转流术

是目前常用的手术方式，采用各类人工血管、自体静脉或自体动脉，于阻塞段的近、远端之间做搭桥术。主-髂动脉病变者，可采用腹主-股或髂动脉旁路术。年龄大、全身情况不良者，可选用较安全的解剖外旁路术，包括腋-股动脉旁路术和股-股动脉旁路术。腘动脉以上大、中动脉病变的手术方法基本类同于非糖尿病性动脉硬化。由于糖尿病足患者的下肢病变多发生在小腿动脉，腘动脉以下的小动脉管腔较细，手术难度较大，技术要求很高，这也是国内起步较晚的重要原因之一。

参 考 文 献

[1] Wang A, Xu Z, Mu Y, et al. Clinical characteristics and medical costs in patients with diabetic amputation and nondiabetic patients with nonacute amputation in central urban hospitals in China [J]. International Journal of Lower Extremity Wounds, 2014, 13(13): 17-21.

[2] Yang Z, Xing X, Xiao J, et al. Prevalence of cardiovascular disease and risk factors in the Chinese population with impaired glucose regulation: the 2007—2008 China national diabetes and metabolic disorders study [J]. Experimental and clinical endocrinology & diabetes: official journal, German Society of Endocrinology [and] German Diabetes

Association, 2013, 121(6): 372.

［3］中华医学会糖尿病学分会. 中国 2 型糖尿病防治指南（2013 年版）［J］. 中华糖尿病杂志，2014，6（7）：447-498.

［4］Uçkay I, Gariani K, Dubois-Ferrière V, et al. Diabetic foot infections: recent literature and cornerstones of management [J]. Curr Opin Infect Dis, 2016, 29(2): 145-152.

［5］Hingorani A, LaMuraglia GM, Henke P, et al. The management of diabetic foot: a clinical practice guideline by the society for vascular surgery in collaboration with the American Podiatric Medical Association and the Society for Vascular Medicine[J]. J Vasc Surg, 2016, 63(2 Suppl): S3-21.

［6］McCallum JC, Lane JS.Angiosome-directed revasculariza-tion for critical limb ischemia[J]. Semin Vasc Surg, 2014, 27(1): 32-37.

第四节　血栓闭塞性脉管炎

血栓闭塞性脉管炎（thromboangiitis obliterans，TAO）主要是累及四肢远端中、小动脉及伴行静脉节段性、非化脓性管腔内血栓形成性的血管疾病。最早报道于 1879 年。1908 年，美国 Leo Buerger 正式提出"血栓闭塞性脉管炎"这一名词，此后也称之为 Buerger 病。本病多见于青壮年，下肢中、小动脉最常受累，伴行静脉也常常受累及。早期主要表现为局部缺血、间歇性跛行，进而表现为皮温下降、疼痛，如出现静息痛则提示病情严重。晚期出现溃疡、坏疽，如果治疗效果不佳，截肢难以避免。

一、流行病学

血栓闭塞性脉管炎在全世界范围内均可发病，西欧地区的发病率为 0.5%～5.6%，印度为 45%～63%，韩国为 16%～66%，而在中欧的犹太人中却高达 80%。这些发病率的差异可能与不同地区的诊断标准差异有关。近年来，TAO 在欧美国家的发病率迅速下降，亚洲是 TAO 的高发地区，在经济发达的日本，其发病率呈明显下降的趋势。亚洲其他国家 TAO 的发病情况各不相同，在印度 TAO 在末梢动脉（闭塞性）疾病中占 45%～53%。FleShman 报道尼泊尔 10 万人口中血栓闭塞性脉管炎 693 例,比北美多 50 倍。TAO 在我国的发病率比较高,是最常见的末梢动脉闭塞性疾病。TAO 主要见于 45 岁以下的中青年男性。女性占所有患者的 10%～20%,其中 5%～10% 患者＞60 岁。近年来女性的发病率有所上升,可能与女性吸烟者人数增多有关。

二、病因及病理机制

(一)病因

TAO 的病因尚未完全清楚,目前公认的发病原因和因素有:

1. 吸烟史

吸烟是 TAO 最主要的原因,几乎 100% 的患者都有吸烟嗜好,不吸烟者很少出现典型的 TAO。烟草可直接损害动脉,尼古丁具有使皮肤血管收缩、血流减慢甚至停止的作用。确有极少数患者没有吸烟习惯。Sasak 等最近报道,TAO 患者不吸烟者女性占 25.3%,男性占 4%,这可用被动吸烟来解释。在被动吸烟者的尿液中可以测定尼古丁等物质,这就不难解释非吸烟者患 TAO 的原因。

2. 性激素影响

TAO 基本是 20～45 岁男性吸烟者特有的疾病,女性很少。1973 年,Morris-Joie 等收集过去 50 年内被病理证实的女性 TAO 22 例,只有 8 例符合 TAO 诊断。所以,学者提出对女性患者的 TAO 诊断应持慎重态度。最近的流行病学调查显示我国 TAO 1041 例,女性患者占 4.4%。

关于女性 TAO 发病率低的原因有以下两种解释:

(1)雌激素对血管有保护作用

Magic 发现在雄兔去势后植入卵巢,就不引起类似 TAO 的血管病变。

(2)雌激素的防治作用

MC Grath 用麦角胺醇使鼠中毒直至足跖坏死,在试验开始后注射雌二醇,可使雌鼠足跖不发生坏死,但对雄鼠无此保护作用。

最近,有学者报道女性患者有明显增多的趋势。认为 TAO 是一种不受年龄和性别限制的疾病。除 Barla 等解释是由于女性吸烟增多所致外,女性随着年龄增大,雌激素减少,对血管壁保护作用下降等多种可能性,是值得研究的一个问题。

3. 寒冷刺激

寒冷刺激对血管的影响，早被实验和临床研究所证实。特别是自主神经功能亢进和对寒冷敏感者，损害尤其严重。

4. 营养不良

实验证明，营养不良的动物容易遭受烟草对血管的损害，引起肢端组织坏死。临床发现低生活水平者易患 TAO。近年来，在日本和我国以及亚洲其他国家出现 TAO 减少的趋势，均与人民营养状况改善有关。

5. 血管外伤

TAO 动脉闭塞多发生于踝、膝关节附近。认为与这两个关节反复伸屈运动，损伤动脉有关。动脉造影证实，屈膝时腘动脉确有受压。很显然，这种特定的动脉损伤很可能是 TAO 发生的因素之一。

6. 遗传因素

为了探讨 TAO 与遗传的关系，池田等用免疫方法检测了 3 起患病家族的白细胞相容性抗原（HLA）的类型情况，发现患者家族中多有 HLA-A11 和 HLA-Bw 220。初步说明 TAO 的确存在着某种遗传因素。

7. 其他因素

研究发现 TAO 病变血管壁中有人巨细胞病毒（Human cytomegalovirus，HCMV）感染表现，其阳性率为 69.20%，对照组为 14.00%。动脉粥样硬化病变也有这一因素存在。所以，HCMV 感染在 TAO 发病中的作用，有待更深入的研究。

基于上述论述，可以肯定吸烟史是 TAO 发病的最主要原因，雌激素是女性 TAO 发病率低的原因，寒冷潮湿刺激是 TAO 发病的重要因素，营养不良、自体损伤和遗传因素，在 TAO 发病中起到一定作用。

（二）病理特点和部位

TAO 动脉病理变化的特点包括：

1. 基本为一种非特异性炎症病变，呈节段性，闭塞段之间多属正常。

2. 病变常新旧并存，多向上发展，近心端动脉多为早期和活动期病变，而远心端动脉多为陈旧性机化性病变。

3. 动脉病变过程是内膜炎→增生→狭窄→血栓性闭塞，在早期血栓呈红色或棕褐色，晚期机化后呈白色，与血管壁紧密粘连，具有全动脉炎的特点。

4. 并行静脉只是在病情严重时受累，与动脉有相似的变化。

5. 血管周围有纤维粘连、增生，连同动静脉和并行的神经一并包裹在其中，动脉壁上的交感神经和周围神经变性，髓鞘丧失。

6. 复发性游走性浅静脉炎是 TAO 病变的另一特点，是病变发作、活动的标志之一。

TAO 动脉的病理分期：

（1）急性期

动脉内膜有炎症性反应，动脉壁上有大量以淋巴细胞、浆细胞为主的炎症细胞浸润，其次为单核细胞、中性粒细胞、巨噬细胞出现，有肉芽反应，且与新鲜血栓融为一体。血栓是在内膜炎症、增生和狭窄的基础上形成的，血栓内有巨噬细胞、可溶性纤维蛋白和活化的间质细胞，且会出现微小脓肿。在血栓机化的过程中，微小脓肿就被纤维肉芽肿所代替。在病变初期，内弹力板层完整，结构正常，但中层和外膜均有炎症介质生成，最后形成全动脉炎和动脉周围炎。随着病变进展，内弹力板肿胀、分离、断裂，甚至消失。

（2）慢性期

在动脉急性炎症消退后，血栓逐渐机化，动脉呈纤维性闭塞，随之有毛细血管生成，血栓内有细小血管再疏通。有学者认为，血栓再通后的细小血管是直通侧支血管（1973 年，Rivers），但很难说细小血管在改善肢体血液循环中能起到多大作用。

机化的血栓与动脉粘连紧密，动脉周围广泛纤维化，交感神经和感觉神经受到挤压、变性，不仅构成了肢体末梢组织缺血性疼痛的另一原因，同时又是 TAO 病变动脉容易发生痉挛的主要机制。

1）动脉病变部位

TAO 基本是肢体动脉性疾病，多发生于下肢，原因可能是下肢血管最长，血管阻力比较大，下肢活动性负重强度大，动脉容易遭受损伤，下肢交感神经张力常大于上肢。在下肢，常先单肢发病后双肢发病。且主要发病于腘动脉及其以下分支动脉。上肢可同时发病或先下肢后上肢发病，单独发病者仅占 10%～15%。上肢病变多在前臂和手部动脉。也有人认为 TAO 是全身性血管疾病，但是发生于内脏及脑血管者很少。

2）动脉病变与临床病变的关系

临床缺血性病变的程度取决于动脉病变的类型、高度、范围和侧支血管建立的情况。目前，除肢体末梢细小动脉病变外，良好的肢体动脉造影可以清晰显示上述关系。结合国内外报道的动脉造影结果，将两者之间的关系概括为以下几个特点：

我们将动脉造影病变高度分为四级：即小腿动脉、腘动脉、股动脉、股以上动脉。临床病变分为三期三级，第三期为坏疽期，又分Ⅰ级（限于足趾），Ⅱ级（超越趾跖关节），Ⅲ级（在踝关节周围）。

A. Ⅰ级

动脉病变多从足部开始。这是 TAO 病变的一个特点。此级病变通常是两条主要动脉（胫前、后动脉）闭塞，其远端动脉也有病变。

B. Ⅱ、Ⅲ级

这两级动脉病变的临床坏疽率分别为 53.3%，66.6%，没有增多和显著增多的原因是动脉多呈节段性闭塞，在两段闭塞动脉之间，有一段正常或基本正常的动脉，该段动脉又成为近、远端侧支血管沟通的"桥梁"，两者在维持肢体血液循环中起到一定作用。这种以肢体远端动脉向近心端呈跳跃式发展所形成的节段性闭塞，是 TAO 动脉病变的另一特点。

3）侧支血管

在肢体慢性动脉闭塞性病变中，侧支血管能否有效形成决定了临床病变的严重程度。侧支血管分为两类：一是各个分支动脉互相吻合连网形成，血管代偿性扩张、延长、增多和新生，共同形成了被称为"树根形"（tree roots）或"蜘蛛腿形"的非直通（间接）侧支血管；另一类是直通（直接）侧支血管，主要是动脉壁内和（或）外膜的动脉滋养血管扩张、迂曲、延长，血液直接流向未闭塞的动脉内，或沿动脉流向末端组织。

三、临床表现及其分期

（一）Fontaine 分期法

临床症状的轻重程度取决于肢体的缺血程度，而缺血程度又取决于动脉阻塞位置的高度、范围、急缓和侧支血管建立的情况。国外多采用 Fontaine

四期分期法，国内多采用我们提出的三期三级分期法。

1. Ⅰ期（局部缺血期）

肢体末梢畏寒、发凉、麻木、不适，尤以气温低时明显。可先从足趾开始，以趾端多见。患者行走一段距离后，感到患足底或小腿肌肉酸胀，甚至会因疼痛而影响行走，被迫减慢步行速度或停步。

2. Ⅱ期（营养障碍期）

Ⅰ期表现加重，动脉病变波及小腿，趾跖部皮肤颜色明显苍白，压迫试验恢复时间显著延长，甚至在 30～60 秒以上。有些患者在静止时，患足因严重缺血使皮肤下乳头丛静脉麻痹性淤血，因而皮肤呈青紫颜色，压迫试验、Buerger 肢体位置试验均呈强阳性。患者因行走痛明显导致步行距离缩短，甚至起步就有痛感。长期缺血可使患肢营养障碍，表现为皮肤弹性下降、皮下脂肪萎缩，严重者如同"牛皮纸"样薄而光亮，汗毛稀疏，皮肤潮湿或干燥。肌肉逐渐萎缩，为缺血废用所致。趾甲生长缓慢、粗糙，如果原有甲癣，会有嵌甲，通常表现为甲周炎或甲下积液、感染、溃疡、坏疽等，趾间霉菌性溃疡也会诱发上述病变恶化。

该期患足缺血严重者，会出现温热和寒冷性疼痛。静息性疼痛和突然疼痛难忍是局部严重缺血或者濒于坏疽的信号，应当特别注意。

3. Ⅲ期（组织坏疽期）

组织坏疽常从足趾开始，任何炎症、感染和外伤（鞋伤、修甲伤、刺伤、药物刺激伤）等，都是组织坏疽的诱因。如果处理及时，常可使足趾坏疽局限，使其呈干性坏疽，此为一级坏疽。如果缺血加重，或者坏疽处理不当，就会使坏死范围扩大到趾跖关节以上，此为二级坏疽。足背或足底单独出现坏疽者，多由外伤（擦伤、针刺伤或处理不当）引起。二级坏疽范围小、位置浅表者，会呈干性坏疽。一旦有深层坏疽或伴有感染，就会形成湿性坏疽，坏疽感染严重者，会引起全身性毒血症反应。

剧烈静息痛是Ⅲ期患者最突出的症状。常抱足而坐，日夜难眠，食欲不振，机体耗损，精神恍惚。严重时，患者语无伦次，出现下意识动作和抑郁情绪。

少数坏疽感染严重的患者会出现 Buerger 征：即患足喜凉怕热。即使在寒冷季节，也会伸足于被外或者愿垂足于床边。小腿和足出现位置性水肿，创口渗液增多，又会加重感染。

发生此征的原因，可能是患者自主神经功能紊乱，动静脉间短路开放过多，在缺血性疼痛的基础上，又出现皮肤充血性疼痛。所以，患者试图以"低温"来缓解充血性灼痛。以垂足来减轻缺血性疼痛。但这样常适得其反，使病情难以控制。病变在上肢时，病情严重者较少。即使是Ⅲ期一般多属Ⅲ期一级。坏疽范围很少超过掌指关节，这与手指长，感染容易控制有很大关系。TAO与其他一些自身免疫性疾病一样，有周期恶化（病变活动）的特点，能够识别和控制病变活动是治疗的首要条件。上述分期方法仅说明肢体的缺血程度，而下述分期方法才能反映动脉病变的状态，这种分期以临床表现和检查资料为依据。

（二）临床分期法

1. 病变活动期

肢体缺血进行性加重或突然加重，表现为组织濒于坏疽的迹象，溃疡和坏疽范围扩大，静息痛加剧。游走性浅静脉炎是TAO临床病变的一个特点。平均出现率为60%左右，呈复发性，下肢主干、分支和细小浅静脉均可受累，表现为沿静脉区的疼痛，皮肤色素沉着呈索条状持久不褪。如果发生于细小静脉，多呈疼痛性结节，如果发生在足部，结节周围会出现静脉性淤血。如果病变在近体表动脉（足背，胫后、尺和桡动脉），局部会出现炎症性疼痛。多普勒超声检查，可发现动脉阻塞位置上升，血流量明显减少。血流动力学、血液凝固学和免疫学检测，阳性率明显增加。

2. 病变稳定期

肢体缺血表现趋于稳定或明显好转。表现为溃疡缩小或愈合，坏疽局限，分界明显，疼痛缓解或消失，抗寒能力增强，皮温升高，皮肤颜色改善，跛行症状减轻，跛行距离延长，血流动力学、凝血机制和免疫学检测，均有明显改善或者转为阴性。

四、诊断与辅助检查

（一）实验室检查

在病变活动期，血液凝固学和免疫学检测阳性率高。

（二）血流动力学

无创性血流动力学检查，如多普勒超声、节段动脉压、肱踝指数、阻抗、应变、容积血流图、血流量、红外线摄像图等，对判断动脉阻塞的位置、侧支血管情况和组织缺血程度，具有重要意义。

（三）诊断标准

除临床表现、实验室检查、血流动力学检查作为诊断依据外，常常具备以下内容

1. 绝大多数患者发病于 20～45 岁之间。
2. 绝大多数患者是男性吸烟者。
3. 具有游走性浅静脉炎的病史和体征。
4. 侵犯肢体中、小动脉，股浅 - 腘动脉及其以下者占 88%。
5. 动脉造影多呈节段性闭塞，两段之间基本正常，侧支血管呈树根样。
6. 除外动脉硬化性闭塞症（ASO）等动脉闭塞性疾病。
7. 如果获得血管标本，可以看到 TAO 特有的病理变化。

五、鉴别诊断

（一）动脉粥样硬化闭塞症

除 45～50 岁为交叉发病年龄外，50 岁以上 TAO 应除外全身性动脉粥样硬化、高血压、高血脂，动脉造影没有动脉粥样硬化征象。

（二）多发性大动脉炎

发病年龄在 1～60 岁之间，10～29 岁者占 70%，女性患者占 65%～70%。活动期有风湿样全身症状，病变主要在主动脉及分支动脉，上肢血压低、无脉是最常见体征，腹主动脉和肢体近端常有血管杂音，肢体坏疽者罕见。约 50% 的患者并发高血压、心脏病，脑缺血者占 30%～40%，可见眼底特有的变化，肺动脉病变占 30%～45%。

（三）糖尿病性坏疽

有糖尿病的特有表现，多并发末梢神经病变，微动脉引起者末梢动脉搏动存在，动脉高位阻塞者有 ASO 的临床特点。

（四）乌脚病

是中国台湾西南沿海地区特有的疾病，由饮水中砷和某荧光物质过多所致。发病年龄从幼年到老年，女性病例占 1/3。老年人有 ASO 的特点。

（五）雷诺综合征

原发者多发生于青年女性，初期有典型雷诺现象，双手比足多见且严重，晚期会出现末梢组织片状坏疽。尺、桡和足背动脉搏动正常。继发者原发性疾病很多，其中又以系统性硬皮病和红斑狼疮等结缔组织疾病最多见，且有典型的原发病表现。

（六）变应性血管炎

这是一组以侵犯细小动静脉和毛细血管为主的疾病，诸如过敏性血管炎（多由药物引起）、结缔组织病性血管炎、结节性血管炎、坏死性血管炎、结节性动脉周围炎等。除急性严重病例有肢端和皮肤点片状坏疽及内脏（如心、肾）小血管受累外，病变主要发生在皮肤，以疼痛性结节、点片状皮损为主。除少数严重病例外，末梢动脉搏动正常。

（七）毒麻性动脉内膜炎

世界性吸毒和注射毒品在明显增加。1999 年 Disdie 等报道 2 例青年吸毒引发下肢动脉闭塞症，临床表现、动脉造影所见与 TAO 相同，这可能是一个新发的末梢动脉闭塞症病种。

（八）结缔组织病性动脉闭塞症

1997 年，Lambott 等报道 3 例 TAO，首发症状为多发性风湿性关节炎 2 例，腕管综合征 1 例，结缔组织病是一组自身免疫性疾病，与 TAO 的发病原因不同，但是某些发病机制相同。此类疾病比较少见，约占末梢动脉闭塞症的 4.5%，风湿性血管炎多侵犯细小动脉，但有急性发病而引起肢体末梢坏疽者。类风湿性动脉炎较多。发生外周组织坏疽者约有 10%，上肢多于下肢，常伴有末梢指（趾）骨自溶现象。白塞综合征并发末梢动脉闭塞症约占 11.7%，基于常并发静脉疾病、动脉瘤等血管病变，所以有血管型白塞综合征

（Agio-Behcet syndrome）之称。

六、治疗方法

TAO 的治疗比较困难，原因是动脉闭塞多从肢体远端开始，侧支血管建立困难，血管重建手术指征不多，病变常有周期性恶化的特点，应用药物治疗绝非短时间能够奏效。

治疗原则是：控制病变发展和活动，以药物治疗为主，争取施行血管重建手术，选择性施行交感神经毁损术，以改善肢体血液循环，坚持 Buerger 肢体位置锻炼和适当的步行活动也很重要。不管采用哪种治疗方法，都应严格遵守绝对戒烟、防寒保暖、避免外伤、坚持治疗四项基本要求。对足癣、甲癣的防治也不容忽视。终身戒烟是内、外科治疗的前提，甚至认为是"最好的治疗方法"。

具体治疗方法如下：

（一）控制病变活动

这是 TAO 治疗的关键，在国外，有学者推荐肾上腺皮质激素治疗。我们采用的方案是：倍他米松口服 1mg，3 次／日，服用 3 天；0.5mg 3 次／日，服用 3 天；0.5mg 2 次／日，服用 3 天；0.5mg 1 次／日，服用 3～5 天。还应同时口服抗炎药如澳湿克、奥沙普秦肠溶片和双氯芬酸钠等。具有调节免疫功能的中成药如昆明山海棠片 500mg 或雷公藤多苷 20mg，3 次／日，口服。这两类药各选其一，一般在 3 周左右多能控制其病变活动。

血液高凝状态是病变活动期的另一特点，应用降低血液黏滞度和血液高凝状态的药物，以及抗血小板药物，可以防治血栓形成，疏通微循环。可选择应用精制蝮蛇抗栓酶、巴曲酶等去纤药物，低分子肝素和小剂量尿激酶也可以应用，特别是对缺血加重和濒于组织坏疽的患者。股动脉注射溶栓药物，常会收到良好的效果。

（二）改善肢体循环的药物治疗

这是目前治疗血栓闭塞性脉管炎的主要方法，即使少数患者成功施行血管重建术，也难以使患肢的血液循环恢复正常。药物治疗不能使已经闭塞的动脉再通，仅仅是降低血液黏滞度，防止新的血栓形成。扩张血管，促进侧支血管形成，增加肢体血流量，从而改善病变组织的缺血状态。

治疗血栓闭塞性脉管炎的药物很多，如前列腺素 E_1、氯吡格雷、西洛他唑、己酮可可碱、巴曲酶。

（三）针对疼痛的治疗

缺血严重的静息痛是患者难以忍受的痛苦。疼痛的根本缓解有赖于血液循环的满意改善。对严重甲沟炎和甲下积脓应适时拔甲，对坏疽皮下化脓和感染性坏疽应通畅引流，这都是减轻疼痛的重要措施，有不少患者常需镇痛药或其他方法止痛。常用镇痛药有抗炎药。麻醉性镇痛药有强痛定、吗啡和盐酸曲马多等。

对于顽固性剧烈疼痛，应用各种方法不能缓解者，可采用脊髓电刺激治疗，也可考虑施行腰交感神经毁损术或末梢神经阻滞术，如果效果不佳可在局部麻醉下根据疼痛部位毁损足背、腓浅、胫和腓肠神经，对需要延期截肢的患者也可施行神经毁损术。

（四）手术治疗

1. 腰交感神经节毁损术

腰交感神经节毁损术可以切断末梢血管与中枢神经的反射联系，从而产生缓解血管痉挛、促进侧支血管形成，增加组织血流量，改善肢体缺血状态的作用。

腰交感神经节毁损术使皮肤血流增加较为明显，手术后皮肤温度升高可达 3 年之久，肢体血流量得到持久增加。尽管少数学者对此术效果有不同看法。但国内外大多数学者认为，它可以改善肢体血液循环。缓解缺血性疼痛，提高肢体抗寒能力，促进溃疡愈合，是治疗肢体动脉闭塞性疾病的一种有效方法。

毁损第 2、3 腰交感神经是手术的关键，多主张第 2、3、4 腰交感神经节一并毁损，如果动脉病变在膝关节以上，也应将第一交感神经节毁损。如果施行两侧手术，应保留一侧第 1 腰交感神经节，否则，术后阴茎勃起无力和射精障碍发生率为 30.0%～81.4%，对男性中、青年患者更应注意。腰交感神经节有 1～6 节。3～4 节者占绝大多数。少数患者有副节、并节、连节、神经干也有分裂或其他畸形，要注意有这些变化的可能，以免切除不全而影响手术效果。

手术后神经痛是指手术后股神经敏化性疼痛。文献报道的发病率为2.1%～100.0%，比较明显者为20%～30%，多在术后5～20天突然出现，2～5周内多自行消失。发生的原因有不同的解释，多认为是腹膜外途径手术损伤股神经所致，如果能妥善保护腰大肌筋膜，游离交感神经时，避免损伤附近的神经，就会减少此并发症的发生。胃肠功能紊乱也是手术后几天内出现的并发症，经一般处理，均能很快消失。

2. 血管重建术

这是治疗血栓闭塞性脉管炎的积极方法，手术方式有多种，应根据动脉造影决定。

（1）动脉转流移植术

适用于动脉节段性阻塞，并有满意流出道的患者。由于血栓闭塞性脉管炎是全动脉炎病变，层次不清，剥脱困难，所以血栓内膜剥脱术很少采用。成功的动脉转流术是应该争取的治疗方法，手术效果与动脉闭塞平面有关。股腘段动脉转流术的成功率比较高，但是血栓闭塞性脉管炎病变多在腘动脉以下，且多从末梢动脉开始，有满意流出道者不多，而且手术难度大。手术效果远不尽人意。动脉造影经验提示，如果延长造影时间，会发现有较多可供施行转流术的流出道存在。掌握显微血管手术技巧，精心操作，有效控制动脉痉挛，将会提高手术成功率。当远端动脉太细时，采用"动-静脉共道"方法，对手术的成功也有帮助。

（2）游离大网膜移植

利用大网膜丰富的血管改善肢体血液循环。1967年，Goldsmith首先用来治疗缺血性溃疡获得成功。1971年，Caslen等治疗下肢动脉闭塞性脉管炎24例，有效率为70%。1977年，Nishimura等首先用游离大网膜移植治疗下肢动脉闭塞性脉管炎20例，95%症状缓解，60%间歇性跛行消失，94%静息痛改善。1978年，日本西村等证明大网膜移植后会很快与周围组织建立丰富的吻合支血管。1985年，陈国锐等也获得了同样的实验结果。

大网膜可以很快与肢体远端组织建立比较丰富的吻合支血管。所以，对于药物治疗效果不佳，没有动脉重建手术指征或者手术失败，以及没有剖腹史和腹腔炎性病史者，可考虑施行此种手术。现将游离大网膜移植的步骤简述如下：

1）上腹正中切口，避免损伤大网膜。在分离网膜血管与胃分支血管时，不要损伤胃壁，不做成束结扎而应逐一结扎分支血管。胃壁侧分支血管应缝扎，以防止术后胃胀时撕脱结扎线而发生出血。钝性游离大网膜与结肠附着处，尽量在近右网膜动脉根部切断。此处血管口径较大，吻合效果好，如果需延长大网膜的长度，应按血管分布和走向剪裁。然后用肝素盐水适当灌注动脉，不做过多冲洗，最后平铺在大方盘内，温盐水纱布覆盖备用。

2）在游离大网膜的同时，显露予以吻合的动静脉，并做好移植准备，以缩短手术时间。如果在股锐角区吻合血管，可将网膜右动静脉与股动脉端侧吻合，与大隐静脉对端吻合，也可与主要分支动静脉对端吻合。如果在大腿中下段吻合血管，可采用同样方法与股动脉和大隐静脉吻合。如果动脉闭塞位置较高。为低位移植不经剪裁的大网膜，可接一段对侧大隐静脉与闭塞动脉的近心端吻合。如果在腘窝吻合血管，可在腘窝做内侧切口，分别与腘动静脉端侧吻合。

上述吻合应在放大 10 倍的手术显微镜下进行，用 9-0 缝线先吻合静脉后吻合动脉。端侧吻合时应将大网膜动脉剪成 45° 斜形、肢体血管应剪成相应的椭圆形，以扩大吻合口。

3）在下肢内侧纵形间隔做小切口，切开筋膜，制作皮下隧道，宽度为 8～10cm。将大网膜平铺在隧道中，松紧适度，不能扭曲。隧道内如果渗血，可放置引流管。不缠或轻缠环形绷带固定敷料，术后膝关节屈曲在 160° 位置固定。

术后应用抗生素预防感染，静脉滴注低分子右旋糖酐，常规应用扩血管和抗血小板药。

（3）动静脉转流术

长期以来，对下肢动脉广泛性闭塞的患者，施行动静脉转流术，利用并行的静脉转流动脉血，以挽救严重缺血的肢体，一直是人们研究的重要课题。动静脉转流术（也有称静脉动脉化和动静脉瘘）后，确能使一些患者肢体的营养状态得到改善。

动静脉转流术主要适用于闭塞动脉远端没有满意流出道，而不能施行血管重建术，或者其他治疗方法效果不佳者。髂或股动脉 - 股浅静脉转流术后由于肢体严重静脉回流障碍，腘动脉 - 大隐静脉转流术，因患肢可用静脉少，效果不佳而很少采用。多采用股腘段或腘动脉-胫腓干静脉或胫后静脉转流术。

动静脉转流术毕竟是逆反正常解剖生理的一种手术方式，有些理论性问题仍有待解决。

（4）其他动脉重建术

血管腔内球囊扩张术、支架植入术和超声消融术较少应用。自体骨髓干细胞移植术治疗肢体缺血性疾病，尚处于严格指征、有效分离细胞、规范操作和试用的初期阶段。

3. 坏疽和溃疡的处理

由于缺血严重，处理失当，外伤感染而出现的组织溃疡或坏疽，治疗困难，而且局部处理的好坏又常常是整体治疗成败的一个关键；趾甲畸形（如甲厚、嵌甲等）常会损伤甲沟而发生甲周炎和甲下感染，这往往是局部溃疡和坏疽的开始，应该适时修剪嵌甲或拔除趾甲，解除刺激，通畅引流，以免破坏甲床，引起末节趾骨骨髓炎。一旦形成骨髓炎，就应该摘除腐骨或施行切趾手术。在趾坏疽、感染或溃疡时，要分隔各趾，以防止邻趾被分泌物或脓汁浸渍发生糜烂或诱发坏疽。如果病变在趾中节或根部。最好用无菌棉球在趾端分隔，使病变趾与邻趾互不接触，处于相对暴露状态，适时清拭分泌物，保持局部干燥，就如烧伤的暴露疗法一样。如果病变在趾端，可在趾中节或根部分隔。如果采用包扎，应以包扎敷料不被分泌物浸透为原则。已处于濒危状态（皮色紫绀、压之不褪色和皮温很低）或已经坏疽时，任何方法也难以挽救，也可采用暴露方法，使之成为干性坏疽。已经形成干性坏疽，可任其枯干，等待时机施行切趾手术。局部用呋喃西林纱布或药膏不但无益，反而会因湿度太大，不利于皮肤渗液蒸发。如果出现大面积湿性坏疽，应当适时减张，使组织液外渗，以防止或减轻局部感染，必要时，将趾部分切除，使残端开放。如果足背或断底湿性坏疽，应切开引流，必要时予以切除，减少毒素吸收。特别在已有感染时，局部用抗生素盐水纱布湿敷，逐渐切除坏疽的组织。还应注意足背皮肤干性坏疽，而皮下组织呈湿性坏疽，也应采取上述措施。

对感染已经控制，血液循环明显改善，分界清楚的趾或指坏疽，可做趾或指"高位切除"，以争取趾或指残端一期愈合。血液循环的改善一般与治疗时间有关，在血液循环满意改善后，干性坏疽可自行脱落，残端也会很快愈合。

（五）中药治疗

祖国医学认为本病主要是由于情志内伤，肝肾不足，寒湿外受，以致寒湿凝聚经络，痹塞不通，气血运行不畅。四肢为诸阳之末，得阳气而温，由于久处寒冷，寒邪外迫，阳气不能达于四末，致寒邪深袭络脉，气血运行不畅，血遇寒凝则淤滞不通，不通则痛，日久则肢体失养，导致坏疽。依据疾病特点，虚寒型治以温阳通脉散寒之法，血淤型治以活血通络止痛之法，热毒型治以清热解毒止痛之法，同时佐以益气、养血、滋阴等，标本兼治，因而临床疗效显著，疗程较短。

参 考 文 献

［1］ Vijayakumar A, Tiwari R, Kumar Prabhuswamy V. Thromboangiitis Obliterans (Buerger's Disease)—Current Practices [J]. International Journal of Inflammation, 2013, 2013(12): 156905.

［2］ Keo HH, Duval S, Baumgartner I, et al. The FReedom from Ischemic Events-New Dimensions for Survival (FRIENDS) registry: design of a prospective cohort study of patients with advanced peripheral artery disease [J]. BMC Cardiovascular Disorders, 2013, 13(1): 1-9.

［3］ 王铭义，王峰，纪东华，等. 下肢血栓闭塞性脉管炎的介入治疗体会［J］. 介入放射学杂志, 2012, 21（10）: 850-854.

［4］ Patwa JJ, Krishnan A. Buerger's Disease (Thromboangiitis Obliterans)-Management by Ilizarov's Technique of Horizontal Distraction. A Retrospective Study of 60 Cases [J]. Indian Journal of Surgery, 2011, 73(1): 40.

［5］ Florek R, Sheehan C, Alessi F. Abstract No. 309-Percutaneous lumbar sympathectomy: technique and clinical outcome review [J]. Journal of Vascular & Interventional Radiology, 2013, 24(4): S135.

第五节　急性下肢深静脉血栓形成

深静脉血栓形成（deep venous thrombosis，DVT）是血液在深静脉内不正常凝结引起的静脉回流障碍性疾病，多发生于下肢。血栓脱落可引起肺动脉栓塞（pulmonary embolism，PE），两者合称为静脉血栓栓塞症（venous thromboembolism，VTE）。DVT常导致PE和血栓后综合征（post thrombotic syndrome，PTS），严重者显著影响生活质量甚至导致患者死亡。按解剖部位，DVT可以分为三种类型：①躯体型：发生于下腔静脉和（或）上腔静脉；②中心型：发生于髂-股静脉或锁骨下-腋静脉；③周围型：发生于下肢或上肢。临床表现、治疗方法和预后有很大不同。规律性的现象是发生在外周的血栓形成常不引起严重的后果，而越靠近躯体者后果越严重。

一、流行病学

2003年，White在静脉血栓栓塞（venous thmmboembolism，VTE）的流行病学研究中，综合美国多家医学中心有关静脉血栓栓塞的报道，将年龄、性别作标准化处理，表明美国有症状静脉血栓年发病率为（71～117）/10万，其中2/3的患者表现为DVT，约1/3为肺栓塞（PE）。即使接受抗凝治疗，仍有6%的患者出现血栓再发。在PE确诊后的一个月之内，病死率高达12%。我国目前尚无确切的DVT年发病率统计资料。一般而言，发生DVT的风险随年龄的增加而增大，当年龄超过60岁后，发病率急剧增加。最近White指出<15岁人群DVT年发生率为5/10万以下；而80岁以上老年人DVT的年发生率则在（450～600）/10万。不同民族，不同地域的人群，其DVT发生率存在差异。美国印第安人和阿拉斯加入DVT的发生率为71/10万，非洲裔美国人为155/10万，而白人为131/10万。美国印第安人和阿拉斯加人相对较低的发病率是否与生活方式有关尚不能确定。Horlander等一项多中心的前瞻性研究结果显示：高加索人及非洲裔美国人DVT发病率较高，而西班牙人和亚洲人的发病率较低。种族之间发病率存在差异的原因尚不清楚，可能与遗传因素有关。特别是与凝血因子Ⅴ变异有关。

二、病因及病理机制

深静脉血栓形成病因是 1856 年德国病理学家 RudOlph Virchow 提出的 3 大基本因素，即静脉壁损伤、血流缓慢及血液的高凝状态。正常的血管内壁有内皮细胞，内皮细胞具有抗血栓功能。血液有凝血和抗凝系统，以及纤维蛋白溶解系统和抗纤维蛋白溶解系统，血流状态和速度也对血栓发生有一定影响。在正常情况下，这三种因素保持平衡，因此不易发生血栓。当它们受到复杂的多基因遗传性及环境获得性因素影响，血液凝血 - 抗凝及纤溶 - 抗纤溶平衡的因素受到破坏，均可导致血栓性疾病的发生。家系分析及孪生子研究表明，静脉血栓形成约有近 60% 由遗传因素控制；遗传因素决定了不同个体对血栓形成有着不同的易感性，而这种易感性是伴随终身的，在一种或多种获得性因素的诱导下容易导致血栓形成。而继发的获得性环境相关因素包括手术与制动、妊娠、产后、吸烟、肿瘤、肥胖、高龄、长期卧床、长期留置中心静脉导管、重症感染、损伤、骨折等。病因虽已众所周知，然而其确切发病机制尚不清楚。

三、临床表现

DVT 主要表现为患肢的突然肿胀、疼痛、软组织张力增高，活动后加重，抬高患肢可减轻，静脉血栓部位常有压痛。发病 1～2 周后，患肢可出现浅静脉显露或扩张。血栓位于小腿肌肉静脉丛时，Homans 征和 Neuhof 征呈阳性（患肢伸直，足突然背屈时，引起小腿深部肌肉疼痛，为 Homans 征阳性；压迫小腿后方，引起局部疼痛，为 Neuhof 征阳性）。严重的下肢 DVT 患者可出现股白肿甚至股青肿。股白肿为全下肢明显肿胀、剧痛，股三角区、腘窝、小腿后方均有压痛，皮肤苍白，伴体温升高和心率加快。股青肿是下肢 DVT 最严重的情况，由于髂股静脉及其侧支全部被血栓堵塞，静脉回流严重受阻，组织张力极高，导致下肢动脉痉挛，肢体缺血。临床表现为患肢剧痛，皮肤发亮呈青紫色、皮温低伴有水疱，足背动脉搏动消失，全身反应强烈，体温升高；如不及时处理，可发生休克和静脉性坏疽。静脉血栓一旦脱落，可随血流进入并堵塞肺动脉，引起 PE 的临床表现。DVT 慢性期可发生

PTS。其主要症状是下肢肿胀、疼痛（严重程度随时间的延长而变化），体征包括下肢水肿、色素沉着、湿疹、静脉曲张，严重者出现足靴区的脂性硬皮病和溃疡。PTS 发生率为 20%～50%。依据发生解剖部位及严重程度可为以下三部分：

（一）小腿静脉血栓形成

小腿肌肉静脉丛为术后深静脉血栓形成的好发部位，常不影响血液回流，范围常较小，激发的炎症反应也较轻，临床表现常不明显，可有小腿疼痛、压痛和小腿轻度肿胀。将足急剧背屈，腓肠肌、比目鱼肌迅速伸长而引发疼痛，称 Homans 征阳性。

（二）髂 - 股静脉血栓形成

1. 原发性髂 - 股静脉血栓形成

发病率比小腿静脉血栓形成低，左侧多见。右髂总动脉跨越左髂总静脉与发病有关，左侧发病者常由 Cockett 综合征引起。髂 - 股静脉是整个下肢静脉血回流的主要通道，一旦发生血栓形成，可以迅速引起明显的临床表现，故起病骤急，主要临床表现为：

股部内侧疼痛和压痛，常可摸及有触痛的条索状物，淤血可致胀痛；患肢肿胀严重；皮肤颜色常发紫；浅静脉常曲张；全身反应常较轻。

血栓逆行延伸可累及整个下肢深静脉系统，形成全肢型；顺行延伸可侵犯下腔静脉，如果血栓脱落，可造成肺栓塞。

2. 继发性髂 - 股静脉血栓形成

血栓起源于小腿肌肉静脉丛，通过顺行延伸，累及下肢整个髂 - 股静脉系统，形成与原发性病变逆行延伸相同的临床表现，其特点为：①起病大多隐匿；②开始时症状轻微，实际病期比症状期长；③足靴区可有营养障碍性变化。

（三）股青肿

为最严重类型。无论是原发性或继发性髂 - 股静脉血栓形成。只要血栓延伸至患肢的大部或整个静脉系统，尤其是股深静脉，使下肢静脉出现严重的回流障碍，此时必然伴有动脉痉挛，即股青肿。起病急骤，患肢疼痛，肿胀广泛，皮肤紧绷发亮可呈紫色、起泡，皮温改变，足背动脉、胫后动脉搏动消失或明显减弱。全身反应明显，体温升高，由于大量体液迅速渗入患肢，可出现休克，晚期发生静脉性坏疽。

四、辅助检查

仅依据临床表现对下肢急性 DVT 进行诊断，实际上既不敏感也不特异。不敏感的原因是虽然患者有下肢深静脉血栓的存在，但是缺乏上述特异的临床表现，这与血栓形成的过程不特异，或者与静脉血流没完全阻塞有关。然而这些缺乏临床症状的患者始终有可能存在静脉血栓形成的危险性，而且下肢红斑、疼痛和肿胀三联征也不是静脉血栓形成的特异症状，因此必须有实验室及相关辅助检查帮助诊断。

（一）螺旋 CT 静脉成像

准确性较高，可同时检查腹部、盆腔和下肢深静脉情况。

（二）MRI 静脉成像

能准确显示髂、股、腘静脉血栓，但不能满意地显示小腿静脉血栓，且费用昂贵。

（三）多普勒超声

该检查无创，为目前临床 DVT 诊断的首选方法，对近端 DVT 的诊断敏感度和特异度为 97%，但对有症状的小腿 DVT 的诊断敏感度为 75%，对诊断小腿肌间静脉血栓不敏感，常需重复检查。

（四）血浆 D- 二聚体测定

D- 二聚体是反映凝血激活及继发性纤溶的特异性分子标志物，诊断急性 DVT 的灵敏度较高（＞99%）。可用于急性 VTE 的筛查、特殊情况下 DVT 的诊断、疗效评估、VTE 复发的危险程度评估。

（五）静脉造影

准确性高，可作为诊断 DVT 的金标准，可判断有无血栓及其位置、范围、形态和侧支循环情况。但限于技术等原因多不能及时检查,有发生过敏及血栓风险,并有一定创伤,另约有 20% 的患者显影不好而导致近端的血栓常不能得出正确的诊断。

目前对于 DVT 的研究已进入分子水平。在血栓的形成过程中,涉及血管内皮功能紊乱、血小板活化及聚集、凝血因子激活、纤溶系统异常等一系列复杂酶促反应,有多种凝血因子、细胞因子、黏附分子、蛋白酶等参与其中,选择有效敏感、特异的血浆分子标志物以早期诊断是目前临床研究热点之一。

五、鉴别诊断

(一)原发性下肢深静脉瓣膜功能不全

该病均继发有下肢静脉曲张。但其临床表现较重,久立后出现胀破性疼痛和明显肿胀,可通过静脉多普勒和静脉造影鉴别。

(二)下肢深静脉血栓形成后综合征

一般有 DVT 病史,多于病程后期出现下肢浅静脉曲张,多属该综合征的代偿性症状表现。站立时出现下肢水肿,皮肤发红或发绀,可有皮肤营养性变化,Perthes 试验(+)。

(三)动静脉瘘

多发生在外伤后,偶有先天者。可触及震颤及连续性血管杂音,近端肢体增粗发热,多毛易出汗,远侧肢体可有发凉等缺血表现。抬高肢体时,下肢静脉内血液不易排空。

(四)Kliypel-Trenaunay 综合征

本病为肢体增粗、增长,浅静脉曲张,皮下血管瘤三联综合征。下肢静脉曲张常呈弥漫性,但肢体后外侧最明显,伴患肢增长,骨皮质增厚,患肢外侧、同侧躯干皮肤大片血管瘤样红斑,需做彩色双功超声和动脉造影鉴别。

（五）血栓性浅静脉炎

可有下肢红肿热痛，可伴有下肢的静脉曲张。

六、预防及治疗

（一）预防

下肢 DVT 与多种手术（尤其是骨科、妇科）关系密切，建议在手术开始便采取预防静脉血淤滞和血液高凝状态的措施。电刺激法、穿着压力差弹力袜，或者使用可充气泵，使下肢间歇受压，加强腓肠肌舒缩运动，从而加速静脉血回流。在条件许可时，建议酌情使用小剂量肝素，术前 2 小时皮下注射 5000U，以后每日 1 次，每次 5000U，持续 7～10 日。

急性 DVT 的治疗以非手术疗法为主，重症深静脉血栓形成或股青肿采用手术疗法。

是否需要用下腔静脉滤器预防肺栓塞，是争论较大的问题，目前显然应用过多，下腔静脉滤器并不能阻挡较小而数目较多的栓子是不争的事实。可回收型下腔静脉滤器虽然有其优点，但是比较昂贵，过去曾有肺栓塞者有应用指征。

（二）治疗

1. 一般处理

卧床休息，抬高患肢。

2. 抗凝疗法

抗凝疗法通过延长凝血时间来预防血栓的延伸，通过激活内源性纤维蛋白溶解机制而起到间接溶栓作用。

（1）适应证

1）血栓形成的病期已超过 10 天或者对溶栓、手术有顾虑者。

2）作为溶栓或取栓的辅助疗法。

3）小腿深静脉血栓形成者。

（2）禁忌证

1）出血性倾向者。

2）流产后。

3）亚急性心内膜炎。

4）胃、十二指肠溃疡。

5）近期手术史。

（3）常用抗凝药物

1）肝素

剂量以 1mg/kg 计算，可经脂肪深层、肌肉或静脉给药。根据凝血时间调节剂量，试管法测定的正常值为 4～12 分钟，要求维持在 8～20 分钟。5～7天后改用口服抗凝剂。低分子肝素通过增强抑制 Xa 因子和降低血小板活性而起作用，出血并发症明显下降，在用药过程中常不需监测。其半衰期为传统肝素的 2 倍，每日皮下注射 1 次。肝素的主要不良反应有出血、血小板减少和变态反应（荨麻疹、鼻炎、哮喘、药物热等），疗程在 6 个月以上时，偶见脱发、骨质疏松和自发性骨折等并发症。

2）双香豆素类衍化物

主要作用为抑制凝血因子 Ⅱ、Ⅲ、Ⅸ、Ⅹ、蛋白 S，蛋白 C。在用药24～48 小时才开始起作用，在停药后 4～10 天作用才完全消失。包括华法林和新抗凝片，前者的推荐用法为第一天 10～15mg，第二天 5mg，第三天开始维持量为 2.5mg，使凝血酶原值保持在 30%～50%，国际标准化比率（INR）维持在 2.0～3.0。主要并发症为出血、皮疹、发热、白细胞减少、肝炎、肾功能衰竭、腹泻等。偶见躯干、乳房皮肤坏死。

3. 溶栓疗法

（1）禁忌证

1）近期手术史（＜1 个月）。

2）严重外伤。

3）出血性疾病。

4）脑血管疾病。

5）妊娠。

6）出血性素质。

高血压患者应慎用溶栓疗法，深静脉血栓形成患者溶栓治疗的出血并发症为 0～17%。

（2）常用溶栓药物

常用溶栓药物有尿激酶、重组链激酶、巴曲酶、重组组织型纤维蛋白溶酶原激活物等。溶栓疗法的剂量因个体差异而难以统一，可以肯定的是用量越大，出血并发症越严重、发生率越高。

1）尿激酶

是从人尿分离出来的一种β球蛋白，它使纤维蛋白酶原转变为纤维蛋白酶，后者可以分解纤维蛋白为小分子多肽而达到溶栓作用。一般并不发生变态反应。静脉滴注的半衰期为16.1分钟。它对血栓内处于凝胶状态的纤溶酶原的亲和力要比血浆中处于溶解状态的纤溶酶原强。因而血栓内的纤溶酶形成较血浆中多，有利于血栓溶解。小腿肌肉静脉从血栓形成、原发性髂-股静脉血栓形成，甚至股青肿，只要病期不超过10天者均可应用。病程短者疗效好，禁忌证大致与肝素相同。

推荐使用方法：初始剂量为每次20万U，溶于5%葡萄糖溶液或低分子右旋糖酐250～500mL，静脉滴注，2次/日。此后根据每日测定纤维蛋白原结果（正常值200～400mg/100mL）调整剂量。如果低于200mg/100mL。暂停注射1次。同时测定优球蛋白溶解时间（正常值＞120分钟）。如果＜70分钟也需停用1次。连续用药7～10天，接着改用抗凝疗法。

2）重组链激酶（r-SK）

采用基因工程技术在非致病性大肠杆菌中合成、提取的高纯度r-SK，商品名为思凯通。进入血液循环后与纤溶酶原结合形成纤溶酶，水解血栓中的纤维蛋白。该酶的半衰期长达83分钟，作用时间长，有利于抑制血栓再形成。用于出现症状＜7天（最好＜36小时）者。发热为主要并发症。

3）巴曲酶

商品名为东菱迪芙，属丝氨酸蛋白酶的一种。能降低纤维蛋白原含量。降低全血和血浆黏滞度，使血管阻力下降，增加血流量。推荐用法和用量：成人首次剂量10BU，维持剂量一般为5BU，隔日1次。药液使用前用100mL以上生理盐水稀释，静脉滴注时间1小时以上。治疗前及每次给药前，应了解血纤维蛋白原浓度和血小板凝集情况，并密切观察临床症状。

4）重组组织型纤维蛋白溶酶原激活物（rt-PA）

为通过重组技术获得溶栓剂，主要优点是能与纤维蛋白呈特异性结合，然后激活纤溶酶原，在血栓中的纤溶作用强于全身，一般不引起高纤溶酶症，无抗原性，溶栓作用强，用于冲击治疗，不应连续应用。

（3）溶栓途径和方法

1）系统溶栓

指经周围静脉或动脉途径给药法。

2）经静脉导管溶栓

经足背静脉、大隐静脉、股静脉注入造影剂，观察血栓的部位和范围。明确血栓阻塞的部位后，插入超滑导丝，使之贯通血栓阻塞部位，交换为溶栓导管进行灌注溶栓。若血栓长，先将导管置于阻塞的远端，调整导管位置，逐步溶栓。

溶栓过程中以造影监测，使用大剂量尿激酶溶栓时，每隔 2～4 小时进行造影，直至血栓完全溶解。

停止溶栓的指征：

A. 血栓已基本溶解或完全溶解。

B. 出现明显并发症如皮下淤斑。

C. 连续溶栓 24～48h，血栓仍然无溶解者。

3）搏动性喷射药物溶栓

应用指征是导丝、导管能够通过血栓或者能够进入血栓内一段距离。优点是经多孔导管搏动性喷射高浓度的溶栓药物，溶解血栓较快。

4）经动脉插管溶栓

当血栓形成范围广泛，累及深静脉主干和浅静脉属支时，无法经静脉插管溶栓。经动脉注入溶栓药物能均匀到达有血栓形成的深、浅静脉，使溶栓药物通过尚存的属支回流到达阻塞处，临床疗效与静脉溶栓相差无几。

（4）注意事项

密切监视 PT、APTT、TT 的变化，以调整药物剂量，防止出血，一般要求 APTT 酌情延长 1.5～3.0 倍。在溶栓成功 24 小时内，需继续经静脉给予维持剂量肝素，以防止血栓再形成。在拔管前行血管造影，观察有无血管狭窄，如果有血管狭窄，应行 PTA 治疗。

（5）并发症与处理

1）出血

在溶栓治疗期间，如果发生导管周围渗血。应局部加压 30 分钟，减少药物用量。若皮肤穿刺处局部发生血肿，应停止溶栓，拔出导管，穿刺处绷带加压包扎。

2）发热

保持导管清洁，减少导管周围血肿的发生，应用抗生素。但要考虑是否为药物引起的发热，例如链激酶本来就有发热的不良反应。

3）导管周围血栓形成

尽可能使用小口径和肝素涂层的溶栓导管。

4）感染

多见于导管周围，应及时拔出导管，全身应用抗生素，必要时清创引流。

（6）溶栓治疗的缺陷

血栓完全溶解的概率不高。另外，在静脉狭窄等导致血栓形成的病因未解除之前，血流缓慢的状况没有得到改善，使得血栓极易复发。

4. 机械性血栓清除术

包括 Acolysis 超声血栓消融术、Amplatz 血栓消融术、Oasis 吸栓消融术、Rotarex Catheter（Stratb）等。与药物溶栓相比，机械性血栓清除术有如下优点：手术时间短，疗效快，在一次导管操作后，常可完全或大部分清除血栓，并发症明显减少。

（1）Acolysis 超声血栓消融术

是一种应用低频高能量超声波的空穴、机械破碎和间接助溶作用，在血管内进行血栓消融，使已狭窄或闭塞的血管再通的一种方法。血管壁因含有大量胶原和弹性基质，可以防御超声损伤，但血栓对超声的物理作用却特别敏感，因而该法应运而生。

1）设备组成

治疗用超声频率为 19～30kHz。换能器的作用是接受和传递由晶体传来的高强度、低频率的超声波能至探头。消融导管由肽、钴、镍合金制成，头端椭圆。

2）操作方法

a. 在必要病例先植入下腔静脉滤器。

b. 根据血栓范围的不同，采用患肢大腿中或下段内侧切口。游离股静脉。

c. 在股静脉置入 8F 导管鞘、导丝，插入消融导管至下腔静脉，缓慢回拉导管进行消融，反复 3～4 次。如果静脉完全闭塞，则边消融边推进，并反复造影确认导管在静脉真腔内，直至进入下腔静脉。

d. 在消融过程中，注意左髂总静脉狭窄部位重点消融，然后造影观察血栓消融和髂静脉狭窄情况。如果有狭窄，对其进行扩张（球囊直径14～16mm），如果发现血栓残留，插入9F长导管鞘至血栓部位再行吸引。

3）注意事项

a．切口选择在阻塞血管的远端，但不能低于膝关节。

b．如果股-腘静脉均未显影，大隐静脉显影良好，入路选择股部切口而不是穿刺法，以避免存在于导管鞘段（超声盲区）的血栓遗漏，如果需要可由此做动静脉瘘。

c．消融前最好先将消融导管插至下腔静脉或髂总静脉。如果不能到达，则采用边消融，边造影，边推进的方法，以减少穿通血管的发生率。

d．超声消融仅能在原已闭塞或高度狭窄的血管中打出腔道，在此基础上借助球囊扩张和支架植入，方能达到较好的血管成形效果。

e．血栓形成病史半个月以上者。常有两处狭窄：髂总静脉汇入下腔静脉处和股总静脉过腹股沟韧带处。

（2）Amplatz血栓消融术

血栓切割器（amplatz thromhectomy device，ATD）是一根120cm长的聚亚胺酯导管，头端装有1cm长中空金属管，内有与驱动轴相连的叶轮。头端有3个侧开口，高速旋转的叶轮在血管内产生强大的漩涡可吸出粉碎的血栓。

1）使用气栓切割器前的准备

a．气源

医用氮气瓶或压缩空气。

b．踏板和连接管

将配套的透明塑胶管与减压阀连接。

c．冷却冲洗液

将5 000U肝素加入500mL袋装生理盐水中作冷却液用。

d．气栓切割器导管有6F，7F，8F三种。

e．盐水转子测试将ATD导管头端浸入生理盐水中。启动ATD，其头端有3股盐水射流。

2）气栓切割器的操作：

a．在必要病例先植入下腔静脉滤器。

b．气栓切割器消融

经同侧腘静脉顺行法，患者取俯卧位，经患侧足背静脉穿刺注入造影剂，透视下穿刺腘静脉，穿入 7-8F 导管鞘后插入 ATD 导管，以 10cm/min 的速度将 ATD 导管来回拉动，逐渐将导管退到腘静脉。每次启动 ATD 导管 50～60 秒后，停顿 10 秒，消融 3 次后。造影观察消融效果。也可经同侧股静脉下段切口，游离股静脉和切口附近的大隐静脉，操作同上。

c. 髂静脉狭窄球囊扩张消融后，如果造影显示仍有狭窄，可再行球囊扩张或植入支架。多选用直径为 12～15mm 的球囊。

d. 部分学者主张在股动静脉之间做临时性动静脉瘘。

（3）Oasis 吸栓消融术

吸栓导管有三腔，分别供冲洗、回吸和引入导丝用。导管末端包绕于不锈钢喷嘴内，经 "U" 形冲洗腔朝回吸腔注射高压肝素盐水时，产生负压，将血栓崩解，吸入高压盐水柱，最后进入收集袋。

（4）Rotarex Catheter（Straub）

是一种经皮针对新鲜和机化血栓切除装置，由导管、电动驱动器和电源三部分组成。导管直径 8F，内含不锈钢圈，中心可通过导丝，导管头端由两个金属圆筒状结构组成。外旋转圆桶与螺旋状不锈钢丝相连，内桶与导管相连，两者的侧面有椭圆形的窗口。电动驱动器通过螺旋状不锈钢丝使其外的圆桶以 40000rpm 的速度旋转，从而使导管头部产生负压，将附近血栓吸进两个椭圆形窗口内，切割成碎片被螺旋状钢丝传送到体外的引流袋中。

（5）机械性血栓消除术的并发症与处理

1）内膜损伤

为机械性血栓清除术的常见并发症，原因显然。

2）肺栓塞

多由术中被打碎的血栓造成，但此种碎片多不能被下腔静脉滤器阻挡，理论上不引起致命性肺栓塞。

3）溶血

以一过性血红蛋白增高为主要表现，一般于术后 24～36 小时恢复正常。

4）血管穿通

多见于无导丝引导的机械性血栓清除术如 ATD，常见部位为髂总静脉或髂外静脉末段。预防的办法是应用 8F 长导管鞘，在导管鞘内将导管送到髂静脉，边退导管边消融。消融后造影观察有无血管损伤，即使有血管损伤，如未行球囊扩张，常不会造成严重后果。

5）血栓复发

术后 7～14 天内，应用抗凝疗法。

5. 手术治疗

通过手术方法将下肢深静脉血栓取净或尽量取净，再应用溶栓药物溶解残余血栓，配合辅助疗法预防血栓再形成。因此，手术取栓应该理解为取栓术＋非手术疗法的综合治疗。手术越早，效果越好。以往规定手术指征为发病 48～72 小时的新鲜血栓。但符合这一条件的病例较少。在 DVT 患者中，除股青肿外，引起下肢坏死而需截肢者颇少，因此，手术治疗的目的大多非挽救肢体，而是取出血栓，减少血栓后综合征，使患者恢复劳动能力。

（1）适应证

1）股青肿。

2）病史≤7 天（发病后接受正规抗凝溶栓治疗或深静脉造影显示为"双轨征"者可延长至 14 天）。

3）中心型或混合型（即全肢型）。

4）65 岁以下有劳动能力者。

（2）禁忌证

1）病史过长或周围型血栓形成者。

2）患肢曾有 DVT 病史。

3）重要脏器有明显功能障碍。

4）凝血功能障碍性疾病，如缺乏蛋白 S，蛋白 C，AI 等。

5）患肢或盆腔有感染性疾病。

6）恶性肿瘤无治愈可能者。

（3）取栓方法

1）经腹膜后途径

适用于病变在髂 - 股静脉段者。取大麦氏切口。分离髂外静脉，以 Fogarty 取栓导管尽量向远侧取栓，至获得远侧鼠尾样血栓和活跃的血流，否则可用远侧向近侧的挤压方法。近侧以 5F 导管取栓，直至有充分血液回流。如果取栓导管不能进入下腔静脉，应疑有 Cockett 综合征，正好探查并给予相应的处理。

2）经股静脉途径

做股部切口，分离股静脉，向上插 Fogarty 取栓导管取髂静脉的血栓，向下插 Fogarty 取栓导管时用 4F 导管。操作轻柔，旋转式前进，强行插管会破坏静脉瓣，术后遗留下肢深静脉瓣关闭不全。当逆行取栓困难时，自远侧至近端以弹力绷带挤压法对取栓有效。

3）经股 - 腘静脉途径

分别做股部、膝下小腿内侧切口，游离股静脉、胫后静脉，沿胫后静脉切开，将尾端剪断的 5F Fogarty 取栓导管的断端插入胫后静脉直至股部切口，并施行取栓术。选择合适的注射针插入取栓导管断端，与注射器连接，向球囊注入肝素盐水，回拉取栓导管，取出残留血栓，并用顺行静脉冲洗辅助，将头皮针导管插入胫后静脉切口并固定，用加压注射肝素生理盐水反复冲洗，尽量将深静脉内的残留血栓经股静脉切口冲尽。再从股静脉切口向上插入 5F 或 6F Fogarty 取栓导管取髂静脉血栓。

（三）髂静脉病变的处理

手术取尽血栓后，如果发现髂静脉存在狭窄或闭塞性病变，常提示有 Cockett 综合征（由右髂总动脉压迫左髂总静脉引起）。处理方法有外科手术和介入治疗两种：

1. 外科手术

经腹或腹膜后直接显露左髂总静脉，根据术中所见确定术式：

（1）静脉松解术

游离、松解受压的左髂总静脉后，如果静脉扩张良好，而且右髂总动脉也充分游离，与后方的左髂总静脉有一定的间隙，不再构成压迫即可。

（2）静脉松解、成形、带外支持环人工血管包裹术

游离、松解左髂总静脉后，如果左髂总静脉扩张良好，但仍然存在右髂总动脉压迫时，可将带外支持环 PTFE 人工血管包裹左髂总静脉受压段，以支撑该段静脉，人工血管直径 12～14mm。松解后如果该段静脉明显狭窄，可切开左髂总静脉前壁，清除血栓和粘连，扩张左髂总静脉，直接或补片缝合静脉。

（3）静脉松解、动脉后置术

游离、松解左髂总静脉并见静脉扩张良好，但仍然存在右髂总动脉压迫时，可将右髂总动脉充分游离后切断，换位于髂总静脉后方行对端吻合。

（4）闭塞静脉段切除、人工血管间置移植术

对病变静脉段切除后吻合有张力者行此术。

2. 介入治疗

对于左髂总静脉狭窄致血栓形成，除少数必须手术外，大多数病例可以在处理血栓后，用介入方法治疗。

（1）注意事项

1）取栓术中导管不能通过髂静脉，或者已经通过，但是 7F Fogarty 导管球囊扩张＜50% 者，提示髂静脉狭窄或闭塞，应行术中造影，了解病变情况。

2）球囊扩张前，要尽量完全清除髂 - 股 - 腘静脉主干内的血栓。如果条件允许，应先植入下腔静脉滤器。

3）用椎动脉导管结合超滑导丝多可通过病变的髂静脉，导管进入下腔静脉后，造影证实位置正确，无血管穿通。

4）球囊扩张后髂静脉狭窄仍然在 50% 以上，应反复多次扩张，酌情植入支架。采用 12～15mm 直径的球囊扩张满意后，植入 12～16mm 直径的网状支架或 18～20mm 直径的自膨式支架，或者改为手术治疗。

（2）附加手术

在股动静脉之间做临时性动静脉瘘，以增加局部血流量和血流速度，有助于预防取栓术后近期血栓形成，提高远期通畅率。

（3）术后处理

用弹力绷带包扎并在平卧时抬高患肢，应用抗凝、溶栓药物。出院后穿循序减压弹力袜，酌情口服抗凝药 3～6 个月。

七、中药治疗

该病属于中医"股肿""脉痹""淤血""淤血流注""肿胀"等范畴，《千金备急要方》云："久劳、热气盛，为湿热所折，气结筋中。气血淤滞则痛，脉道阻塞则肿，久淤而生热。"《血证论》则认为："淤血流注，四肢疼痛肿胀，宜化去淤血，消利肿胀。"中医认为该证是因为长期卧床或久坐不动而致淤血阻于阴脉，痹着不通，营血逆行，回流受阻，水津外溢而导致。病理变化以淤、湿为主，治疗则以丹参、当归、赤芍、鸡血藤活血化淤；大腹皮、茯苓皮、生苡仁利湿消肿；牛膝引药下行；黄芪补气，气盛则血行。

在临床治疗中，有的患者湿热盛，有的兼有气虚，有的兼气滞血淤。根据辨证论治的原则，湿热者，佐以清热利湿；气虚者，佐以健脾益气；气血淤滞者，佐以破淤行气。在治疗过程中，不同的患者有不同的治疗原则，而在同一患者的治疗过程中，治法及用药，根据病情也在不断变化。但活血化淤、利湿通络的基本原则是不变的。现代药理研究证明，丹参、赤芍、当归具有扩张血管，改善微循环，抑制血小板聚集，改善红细胞变形的作用；双花、公英有抗菌作用。

参 考 文 献

［1］ Stephen J, Paul M. Deep Venous Thrombosis: An Interventionalist's Approach [J]. Ochsner J, 2014, 14(4): 633-640.

［2］ Jenkins JS. Endovascular Therapies to Treat Iliofemoral Deep Venous Thrombosis [J]. Progress in Cardiovascular Diseases, 2011, 54(1): 70-76.

［3］ Herrera S, Comerota A J. Embolization during treatment of deep venous thrombosis: incidence, importance, and prevention [J]. Techniques in Vascular & Interventional Radiology, 2011, 14(2): 58-64.

［4］ Rose S C, Zwiebel W J, Murdock L E, et al. Insensitivity of color Doppler flow imaging for detection of acute calf deep venous thrombosis in asymptomatic postoperative patients [J]. Journal of Vascular & Interventional Radiology Jvir, 1993, 4(1): 111–117.

［5］ Li Q, Yu Z, Wang J, et al. Long-term prognostic analysis of early interventional therapy for lower extremity deep venous thrombosis [J]. Experimental & Therapeutic Medicine, 2016, 12(6): 3545-3548.

第六节　慢性静脉功能不全

慢性静脉功能不全是一组以浅静脉曲张、静脉性跛行、肢体水肿、胀痛、皮肤湿疹、脂质硬化及溃疡等为主要表现的一种血管外科常见疾病。其病因和发病机制目前尚未完全清楚。包括原发性下肢静脉曲张和下肢深静脉瓣膜功能不全两种疾病。下面分别予以介绍。

一、原发性下肢静脉曲张

下肢静脉曲张是指下肢浅静脉瓣膜功能不全等原因，引起血液返流所致浅静脉进行性扩张、迂曲，以小腿明显，并伴有不同程度下肢酸胀、乏力等不适，严重时可出现肢体水肿、色素沉着、湿疹或静脉性溃疡。下肢浅静脉曲张分类中以大隐静脉曲张最多见。

（一）流行病学

1990 年，孙建民对上海市区和郊县 3000 余人进行流行病学调查，下肢静脉曲张患病率为 8.3%。其中 105 人做了各项血管检查后，发现属于原发性下肢深静脉瓣功能不全者 61 人（58.1%），下肢深静脉血栓形成后综合征 30 人（28.57%），单纯性大隐静脉曲张（病变只限于隐 - 股静脉瓣功能不全）14 人（13.33%）。2001 年，田卓平等对 7 908 条患静脉曲张的肢体进行静脉造影，结果发现占下肢静脉系统疾病发病率前三位的依次为：原发性下肢深静脉瓣功能不全（53.02 %），下肢深静脉血栓形成后综合征（26.83%），单纯性大隐静脉曲张（15.54%）。上述统计数据说明在原发性下肢深静脉瓣功能不全尚未确定为一种独立疾病之前，一直把它划归于单纯性（原发性）大隐静脉曲张，那么单纯下肢浅静脉曲张的发病率就远比继发者多，而现在原发性下肢深静脉瓣功能不全被列为一种独立疾病，这样，单纯性（原发性）下肢浅静脉曲张的发病率大为下降。

（二）病因与病理生理

原发性下肢静脉曲张的主要原因是静脉瓣功能不全、静脉壁薄弱以及静脉内压力持久性增高。实际上，静脉曲张可发生于人体任何静脉系统，如食管下段和胃底、直肠下段齿状线附近、精索、下肢等，但下肢最常见，这与人类直立行走有关，四条腿爬行的动物未见有下肢静脉曲张的记载。由于人类直立行走，下肢的血液必须对抗重力作用才能回流至心脏，腿部肌肉的收缩对肢体血液回流有促进作用，静脉瓣的存在，可防止血液倒流。这些解剖与功能的存在，为人类直立行走创造了条件。

1. 静脉壁薄弱、静脉瓣缺陷常与遗传因素有关

国内文献报道，解剖成人尸体下肢100条，发现髂总静脉内无静脉瓣存在，髂-股静脉有瓣率为51%，瓣膜数0～2对，隐-股静脉连接处均可见到隐-股静脉瓣。病理组织学可见静脉曲张的静脉壁中层肌纤维、胶原纤维及弹性纤维缺乏，导致静脉壁强度减弱，管腔扩大，加上静脉瓣的缺陷，不能有效防止血液返流，大量血液从深静脉或从近端静脉返流，造成静脉曲张。小腿部的大隐静脉管径较小，管壁较薄，而承受压力却比大腿部的大隐静脉高。大腿部的大隐静脉主干静脉壁中层肌纤维较小腿部的大隐静脉发达，静脉壁周围又有大量纤维结缔组织支持，故大腿段较少发生静脉曲张。

2. 血柱重力以及任何增加血柱重力的行为，都将增加浅静脉内压

人静息站立时，血柱的重力作用于浅、深静脉。腹腔内压力增高时，血柱的重力作用也会增加。当深静脉血液逆向压力越过腹股沟韧带平面后，压力将作用于隐-股静脉瓣、股浅静脉瓣和股深静脉瓣。由于隐-股静脉瓣位置最高。首当其冲，且因位置表浅，不受肌肉保护，因而抗逆向压力较差，极限压力为24.0～34.7kPa（180～260mmHg）整个大隐静脉中有瓣膜4～16对，抗逆向压力的能力为13.3～26.7kPa（100～200mmHg），股浅静脉是股总静脉的直接延续，受肌肉的包围和保护，第一对瓣膜最坚韧，抗逆向极限压力为46.6～56.9kPa（350～420mmHg），股深静脉为横向开口与股浅静脉会合，受压力的影响较小，瓣膜病变的发病率也较低。

单纯性浅静脉曲张和原发性深静脉瓣功能不全都是由于深静脉内逆向压力所致。由于解剖学的原因，隐-股静脉瓣先受到损伤，形成大隐静脉曲张。如果血柱重力作用不解除，终将会累及股浅静脉瓣。引起原发性深静脉瓣功能不全。当腹内压力升高时如用力、咳嗽、长期站立工作、重体力劳动、妊娠、习惯性便秘等，逆向血柱的重力作用，就会直接冲击隐-股静脉瓣，使它遭受损伤而关闭不全。以后病变向大隐静脉远侧发展，逐渐破坏它的属支（包括深、浅静脉之间的交通静脉）静脉瓣，甚至累及小隐静脉。在原发性大隐静脉曲张的形成过程中，静脉瓣、静脉壁的强度和静脉压力的高低相互作用。静脉瓣和静脉壁离心越远，强度也越差，静脉压力离心越远则越高。因此，原发性大隐静脉曲张后期进展要比开始阶段迅速，而蜿蜒、扩张、迂曲的浅静脉在小腿部远比大腿部明显。原发性大隐静脉曲张中，小隐静脉一般不受影响，只有当大隐静脉曲张进展到相当程度后，才可能通过其与小隐静

脉连通的交通静脉影响小隐静脉。在更多的情况下。原发性小隐静脉曲张是股 - 腘静脉中静脉瓣功能不全的结果。

Barnandl 等发现，下肢静脉曲张的色素沉着区有大量毛细血管增生，内皮细胞间隙增宽，导致纤维蛋白漏出以致堆积在毛细血管周围。阻碍毛细血管的氧交换，最终发生皮肤及皮下组织出现营养性改变，甚至发生溃疡。

3. 下肢静脉血回流至心脏的机制

下肢静脉回流至心脏的三个机制为：心肌收缩力、呼吸时胸腔负压、行走时腓肠肌泵的活动。腓肠肌泵是指一层筋膜包绕深静脉和下肢肌肉形成的一个密闭腔室。当肌肉收缩时，深静脉容积被挤压，压力瞬间上升，推动血液同流。因而腓肠肌和静脉瓣的协同作用，对下肢静脉回流起着泵的作用。比目鱼肌和腓肠肌的静脉窦构成了肌肉泵的大泵腔，小腿肌肉收缩时产生的压力超过 200mmHg。即使站立时，也迫使血液流向心脏。这种作用有赖于交通静脉瓣的完整性，当交通静脉瓣功能不全时，站立位即有逆流的血液充盈浅静脉，即使在小腿肌肉收缩时，小腿静脉压仍然较高。Jankala 等认为腓肠肌的肌肉病变将会使泵的功能不全，导致静脉回流障碍。

（三）病理变化

静脉曲张的病理变化主要表现为静脉壁内膜增生、中层增厚。早期中层平滑肌细胞增殖，胶原弹力纤维聚集增多，后期肌纤维和弹力纤维萎缩、消失，均为结缔组织所代替。部分静脉壁因扩张而变薄，有的部位又因结缔组织增生而变厚，形成不均匀的结节状，同时瓣膜呈不同程度的内膜增生、萎缩、硬化、功能丧失。

静脉曲张后，下肢血液回流变慢和倒流造成下肢淤血、血液含氧量降低，毛细血管壁通透性增加，液体、蛋白质、红细胞和代谢产物渗出，引起纤维增生和色素沉着，局部组织因缺氧而发生营养不良或溃疡。

（四）临床表现

原发性大隐静脉曲张开始时可无症状，以后随着静脉扩张，因静脉外膜感受器受到刺激而有酸胀不适、沉重、轻度疼痛，后期则以静脉曲张和由此而引起的并发症为主。

曲张静脉的位置和程度与局部静脉壁内压力高低和管壁厚薄有关。大隐静脉受累时，曲张静脉分布于下肢的内侧面和前面。小腿段静脉曲张的范围与程度都比大腿段严重，因为小腿部大隐静脉的管径较小，静脉分支比主干静脉多，管壁较薄而且承受压力比大腿高。所以，蜿蜒、扩张、迂曲的静脉大多出现在小腿前内侧，有时延伸到后面。在小腿可见浅静脉隆起、扩张、迂曲、甚至蜷曲成团，站立时更明显。如果大腿呈现明显的静脉曲张，往往提示大隐静脉主干及其主要分支静脉瓣功能不全。小隐静脉受累时，曲张静脉往往分布于小腿后面、下部、延伸至踝的外侧和足背，而小腿上段一般没有曲张静脉。

此外，妊娠妇女在受孕 6 个月后，可因盆腔静脉功能不全而在大阴唇形成静脉曲张，当阴部静脉受累时，曲张静脉自臀皱襞蔓延到大腿和小腿后面，甚至累及整个下肢。踝部、足背可出现轻微水肿，休息一夜后即可消退。病程较长者足靴区皮肤出现营养不良性变化，包括皮肤萎缩、脱屑、瘙痒、色素沉着（浅褐色或褐色的色素沉着斑），皮肤和皮下组织硬结，甚至有湿疹形成。由于静脉高压和淤血使患肢组织缺氧，皮下组织纤维化，血液代谢产物渗出，使局部抵抗力下降，即使在轻微损伤和感染时，都可引起经久不愈的溃疡。溃疡常在内踝附近，因为该处处于低位，软组织少，又有 2～3 支功能不全的交通静脉，此处营养障碍最严重。溃疡底部常为暗红色不健康肉芽组织，表面可有稀薄带臭味之渗液，周围组织色素沉着，水肿或硬结，或伴湿疹样皮炎。如果溃疡多年不愈。边缘常隆起，呈火山口或菜花样，则提示有恶变可能。

曲张的浅静脉内血流缓慢，易发生血栓性静脉炎，表现为局部曲张静脉红、肿、灼热、疼痛，呈硬索状，有压痛。曲张静脉处皮肤、皮下组织营养差，皮薄萎缩，若遇轻微外伤，可造成急性出血。

（五）诊断与辅助检查

原发性大隐静脉曲张具有明显的形态特征。根据大隐静脉外观、不同程度水肿、纤维组织增生、色素沉着、皮肤萎缩、湿疹、溃疡形成等，即可诊断。重要的是需进一步了解大隐静脉瓣的功能。下肢深静脉回流以及深、浅静脉之间交通静脉瓣的功能，必要时还需了解深静脉瓣的功能。大隐静脉瓣功能试验（Brodie-Trendelenburg 试验）、交通静脉瓣功能试验（Pratt 试验）和深静脉通畅试验（Perthes 试验）作为下肢静脉疾病的检查方法至今已有近百年。大隐静脉瓣功能试验和交通静脉瓣功能试验能判定隐-股静脉瓣和大隐静脉瓣功能是否完整，以及交通静脉有无功能不全。但不能说明大隐静脉曲张是原发性还是继发性。因此，上述试验无法判明病因。深静脉通畅试验虽可判断深静脉是否通畅，但即使证明深静脉回流受阻，也不能确定病变部位、范围和程度。即使证明深静脉回流通畅，也不能排除深静脉倒流性功能不全的可能，更不用说有时会出现假阴性或假阳性。因此，这二种传统的检查方法只能作为门诊筛选检查，而不能作为诊断和指导治疗的依据。

1. 物理检查

（1）Brodie-Trendelenburg 试验

用于测定大隐静脉最上端隐-股静脉瓣的功能，但也可初步了解大隐静脉与深静脉之间交通静脉瓣的情况。方法是患者卧位，患肢抬高使静脉空虚，在大腿根部卵圆窝处扎止血带，然后让患者站立，如果为原发性隐-股静脉交界处的静脉瓣功能不全，则在 1～2 分钟内大隐静脉将仍然保持空虚，这时放开止血带，可见大隐静脉自上而下迅速充盈。如果在未放开止血带前就见大隐静脉在 30 秒内迅速充盈，则表示大隐静脉与深静脉之间的交通静脉瓣功能不全，需用 Pratt 试验进一步明确。小隐静脉-腘静脉交界处静脉瓣功能不全，可在腘窝下方扎止血带，以相同方法来试验。

（2）Pratt 试验

主要用来检测交通静脉瓣功能。患者仰卧，患肢抬高，在大腿根部扎止血带，然后从足趾向上至腘窝缚缠第一条弹力绷带，再自大腿根部扎止血带处向下扎第二条弹力绷带。此时让患者站立，一边向下解开第一条弹力绷带，一边向下继续缚缠第二条弹性绷带，如果两条绷带之间的间隙内出现任何曲张静脉，即意味着该处交通静脉瓣功能不全。

（3）Perthes 试验

用来测定深静脉回流的通畅情况。患者站立，在大腿上 1/3 扎止血带以阻断大隐静脉主干的血流回流，然后嘱患者用力踢腿（交替伸屈膝关节 10 余次）或在室内来回行走。由于下肢运动肌肉收缩，浅静脉血液应回流至深静脉，致使曲张静脉空虚，如果深静脉不通畅，则静脉曲张程度不减轻，甚至反而加重。

2. 辅助检查

（1）光电容积描记（photoplmhysmograNhy，PPG）

主要是检测静脉瓣功能，空气容积描记（pressure cuff recording，PCR）是检测静脉通畅程度。PPG 检查时将探头置于内踝上方 10cm，做踝关节有效背屈运动，记录下肢静脉容积减少和静脉恢复时间（venous refill time，VRT）。静脉瓣功能正常时，VRT＞20 秒。若存在返流，则 VRT＜20 秒。通过气压带分别阻断大腿上部、膝下、踝上、踝平面，可鉴别浅静脉、交通静脉、深静脉的静脉瓣功能不全。PCR 检查时分别置气压带于大腿上段和小腿，大腿气压带加压至 6.57～8.00kPa（50～60mmHg）阻断静脉回流。测量阻断后节段性静脉容量（segment venous caputitance，SVC）及静脉阻断解除后 2 秒时静脉排空速度即最大静脉回流量（maximum vcnou outflow，MVO）。若深静脉回流通畅，MVO/SVC 比值＞0.6。若深静脉阻塞，比值＜6。国内乔正荣、时德等检测 44 例（57 条）原发性大隐静脉曲张患者和 12 例静脉造影，结果与静脉造影和多普勒超声确诊相比，PPG 检测静脉瓣功能敏感性为 96.5%，特异性为 100.0%。诊断正确率为 97.5%，PCR 检测静脉通畅度时，PCR 比值和 MVO 曲线与静脉造影相比，符合率分别为 90.9%、86.4%。以上提示 PPG 结合 PCR 检测对诊断下肢静脉系统疾病是一种客观有效的无创检测方法。

（2）静脉造影

静脉造影是诊断下肢静脉系统疾病的可靠方法，主要有四种静脉造影术，分别为顺行静脉造影、逆行静脉造影、腘静脉穿刺造影、浅静脉造影。

顺行造影和浅静脉造影为上行性造影，在头高足低 30° 体位下操作，前者于踝上扎止血带，限制造影剂进入浅静脉，主要检查下肢深静脉的通畅性；后者不扎止血带，主要检查浅静脉、交通静脉的分布和数量，后者作为前者的补充。

逆行造影和腘静脉穿刺造影用于检测下肢深静脉瓣的形态和功能。前者从上向下，以检测股浅静脉近端第一对静脉瓣为主，后者自下而上，可确切了解股、腘静脉中每一对静脉瓣的形态和功能，两者均在头高足低 60° 体位下操作，且需应用标准 VaIaslva 试验。

（3）彩色双功超声

静脉造影是诊断下肢静脉系统疾病的一种传统检查方法，迄今为止，它仍然是确诊下肢静脉系统疾病的主要手段。这是一种侵入性技术，不能用于孕妇、碘过敏或肾功能不全者。随着超声诊断技术尤其是彩色双功超声的发展，为下肢静脉曲张性疾病的定性、定量诊断提供了一种全新的检查方法。

彩色双功超声诊断下肢静脉系统疾病，既可观察到血管形态、结构、病变血管范围，又能实时和动态检测血流动力学情况，弥补了静脉造影的不足之处。该检查无创伤、安全，可重复进行，无禁忌证，已逐渐成为下肢静脉系统疾病的首选检查方法，并可用于随访、观察治疗效果，具有指导临床诊治、判断疗效的价值。

彩色双功超声可见单纯型下肢静脉曲张浅静脉有不同程度的扩张、迂曲，有的呈串珠样，有助于判断隐-股静脉瓣返流，深浅静脉之间交通支是否存在返流，深静脉瓣功能以及血流情况。

高分辨率彩色双功超声对于微小、局部病变的动态观察如瓣膜的活动、功能状态、血栓形成等，更优于静脉造影，并能结合多普勒成像及频谱特征对病变肢体的病程，治疗前、后的情况反复观察，进行半定量分析，为客观了解下肢血管的功能和血流动力学状态提供了一个较为理想的方法。其不足之处为下肢远端小静脉、小交通静脉及静脉瓣情况显示不佳，这给正确判断病变的类型及解剖位置带来了困难，与下肢静脉造影联合检查，可以相互补充印证。

（六）鉴别诊断

目前已知下肢大隐静脉曲张作为一种临床现象，可以单独存在（原发性），也可以继发于深静脉病变（继发性），或与其他原因合并存在。因此，在做出原发性大隐静脉曲张的诊断之前，必须排除下列疾病：

1. 下肢深静脉瓣功能不全

本病可合并下肢大隐静脉曲张。原发性大隐静脉曲张常无下肢肿胀，而深静脉瓣功能不全都有程度不同的肿胀。继发性下肢深静脉瓣膜功能不全多发生于深静脉血栓形成后，由于血栓存在再通的可能，故仅根据 Perthes 试验难以鉴别，需作 PPC、PCR、彩色双功超声、下肢静脉造影等。

2. 下肢深静脉血栓形成后综合征

此综合征也可发生继发性大隐静脉曲张，但有深静脉血栓性静脉炎病史（发病急骤，肢体肿胀、疼痛，体温升高，股三角压痛等），后遗症状也较明显，例如患肢沉重感、胀痛、皮肤营养性改变均较原发性大隐静脉曲张为重。可以通过 Perthes 试验、PPG、PCR、彩色双功超声鉴别，若血栓性静脉炎较轻或已再通，则需做顺行性造影方可明确诊断。

3. 创伤性或先天性下肢动静脉瘘

动静脉瘘形成后，由于静脉动脉化，静脉压力增高，使动静脉瘘远侧肢体浅静脉显著曲张，患肢皮温升高，沿血管行径有震颤和杂音。

在青年或儿童中，发现有不明原因的肢体静脉曲张，应考虑为先天性动静脉瘘。除静脉曲张外，常伴有肢体增长、增粗、多毛等。创伤性动静脉瘘则有明确外伤史，常为锐性伤，需做彩色双功超声和动脉造影鉴别。

4. Kliypel-Trenaunay 综合征

本病为肢体增粗、增长，浅静脉曲张，皮下血管瘤三联综合征。下肢静脉曲张常呈弥漫性，但后外侧最明显，伴患肢增粗，骨皮质增厚，患肢外侧、同侧躯干皮肤大片血管瘤样红斑。需做彩色双功超声和动脉造影鉴别。

5. 其他病变

下腔静脉阻塞、盆腔肿瘤、布加综合征也可引起继发性大隐静脉曲张，应予注意。

（七）治疗

原发性大隐静脉曲张的治疗包括：

1）休息，抬高患肢，使用弹力绷带或穿弹力袜。

2）硬化剂注射。

3）手术是治疗本病的主要方法。

1. 弹力绷带或弹力袜压迫疗法

此法主要适应于：

1）范围小、程度轻的浅静脉曲张，症状不明显者。

2）妊娠期妇女。

3）重要生命器官有器质性疾病，手术耐受力差者。

弹力袜明显优于弹力绷带，目前是根据腿部静脉的生理特征生产的循序减压袜，这种循序减压袜从穿着者的踝部开始，对腿部产生自下而上，循序递减的支撑弹力，促进浅静脉内的血液流向深部静脉，并使之顺利向心脏回流，从而减轻下肢浅静脉所承受的压力，恢复和促进正常的血液循环。

2. 硬化剂注射加压疗法

本疗法旨在通过硬化剂刺激血管内膜，使静脉壁发生化学性炎症反应，导致血管纤维性阻塞。常用的硬化剂有 5% 鱼肝油酸钠、酚甘油溶液（2% 酚溶于 25%～30% 甘油中），3% 14- 烃基硫酸钠溶液和 5- 环油酸乙醇胺溶液。

硬化剂注射要遵循以下三个原则：

1）小剂量（0.5mL）注射于一短段静脉内，使硬化剂与静脉管壁接触时间不少于 1 分钟，1 次注射不超过 4 处。

2）受注射的静脉应持续压迫不少于 6 周，注射的整个小腿都应使用弹力绷带或弹力袜加压。

3）注射完毕后应进行主动活动，不必卧床休息。

注射前应先将要注射的曲张静脉标记。患者应取斜卧位，用手压迫被注射静脉的上端使之充盈，选用细针穿刺，证实进入血管后随即抬高患肢，手指排空注射段静脉内的血液，并用手指紧压注射部位的近、远端，使注射段静脉保持空虚，以便硬化剂不被稀释，确保硬化剂和静脉壁的良好接触。

注射疗法的并发症：

1）注射剂外漏至皮下导致持续性疼痛。并可发生难以愈合的溃疡，尤以注射 3% 14- 烃基硫酸钠溶液明显。

2）局部疼痛，常在 24～48 小时内消失，持续疼痛表示有血栓形成。

3）过敏反应。

4）深静脉血栓形成或偶有肺动脉栓塞。

如果严格掌握适应证，并且正规操作，这些并发症可以避免。硬化剂注射范围有限。且需反复多次注射，目前不作为下肢静脉曲张的首选治疗，主要用于：

1）手术后残留的静脉曲张。

2）手术后局部复发者。

3）轻度原发性大隐静脉局限性曲张，不伴有交通静脉瓣功能不全者。

4）病变局部障碍。

3. 手术疗法

确定为原发性大隐静脉曲张的患者，凡有症状者，只要没有禁忌证，都应施行手术治疗。

（1）传统大隐静脉高位结扎剥脱术

手术要点是距隐 - 股静脉瓣 2～3cm 处高位结扎大隐静脉及其属支，剥脱主干，切除蜿蜒、扩张的属支。对伴有交通静脉瓣功能不全者，以及过去做过手术而又复发者，需加做筋膜下交通静脉结扎术。根据固定交通静脉的解剖位置，手术时扪及深筋膜上的缺陷，再结合交通静脉瓣功能试验、仪器的检测和静脉造影，即能找出交通静脉的部位。过去使用小腿内侧长切口暴露交通静脉的方法，因对手术区皮肤血供可造成损害，不宜采用。可在各个交通静脉部位做多个小切口为好。近年来，采用深筋膜下腔镜交通静脉结扎术，具有创伤小、安全、简便的优点，但与传统手术交通静脉结扎对溃疡的疗效相比，是否具有优点，有待更多的前瞻性和随机性研究。

传统大隐静脉高位结扎剥脱术的方法是先在大隐静脉汇入股静脉处结扎大隐静脉各属支及主干。由于高位阻断了大隐静脉血流，而远端肢体浅静脉血仍向大隐静脉汇集回流，因而当剥脱器向远端插入时，失血量较多。此外，大隐静脉腔内有9～15对静脉瓣，向远心端插入剥脱器时，往往因静脉瓣受阻而不能到达较远距离，皮肤需做较多切口，分段剥脱曲张静脉。

目前，主张用改良的大隐静脉高位结扎剥脱术。由内踝开始，首先于内踝部结扎大隐静脉起始端，阻断足背静脉网回流。由于没有高位结扎汇入股静脉处的大隐静脉，故不影响患肢浅静脉血回流。然后自踝部大隐静脉向近心端顺行插入剥脱器，因不受静脉瓣的阻碍，往往能一次插入较长距离，减少皮肤切口。至距股静脉0.5cm处钳夹切断大隐静脉主干，并分别结扎5条静脉属支。改良法的主要优点是出血少，皮肤切口小，手术时间缩短。此外，传统方法偶有将股静脉误为大隐静脉而结扎，采用改良法可避免误扎、损伤股静脉。

完整的大隐静脉高位结扎剥脱术应包括：

1）大隐静脉高位结扎并切断结扎所有属支。

2）将大隐静脉主干及分支剥脱。如果伴有小隐静脉曲张者，应同时将小隐静脉主干、属支剥脱。

3）局部结扎、切断功能不全的交通静脉。

4）将不能通过剥脱器去除的大团块状的曲张静脉作局部解剖切除。

原发性大隐静脉曲张只要诊断明确，掌握适应证，规范操作。可望取得良好的效果。

传统手术的并发症主要有：

1）切口出血及血肿形成

做到术中仔细止血，静脉抽剥后妥善加压包扎，则可避免。

2）股静脉损伤

在大隐静脉高位结扎、切断时，可误将股静脉前壁损伤。至将股静脉误为大隐静脉而结扎、切断，造成肢体肿胀等严重后果。大隐静脉位于深筋膜和卵圆窝的浅面，并有多个属支。据此可与股静脉相区别。当辨认大隐静脉主干有困难时，可在膝关节内上方暴露大隐静脉主干后，向上插入剥脱器，即可正确识别。

3）隐神经损伤

隐神经自股神经分出后，于内收肌管内走行于股动脉的前面，出内收肌管后则与大隐静脉伴随下行。因此，做大隐静脉剥脱时可能损伤隐神经，造成髌下方、小腿和足内侧感觉障碍。

4）其他少见并发症

如股动脉损伤、剥脱器橄榄头脱落在皮下等。

5）静脉曲张复发

主要原因是：

a. 高位结扎时，残端保留过长。未将全部属支结扎切断，术后侧支循环建立而复发。

b. 静脉瓣功能不全的主干及属支未能全部切除。

c. 静脉瓣功能不全的交通静脉未完全结扎、切断。

d. 忽视了同时存在的小隐静脉曲张。以上原因引起的静脉曲张复发，可再行手术切除或注射硬化剂治疗。

e. 近年来一部分大隐静脉、隐 - 股静脉瓣功能不全者，同时存在深静脉瓣功能不全，虽然剥脱了大隐静脉，但是因深静脉血液逆流，导致静脉高压。引起交通静脉瓣功能不全，使静脉曲张复发，对这类患者应做逆行性静脉造影，证实后需做深静脉瓣修复或重建手术。

（2）血管内曲张静脉激光治疗

血管内曲张静脉激光治疗（endovenou laser treatment，EVIT）是利用激光的热能效应与特殊组织的激光效应，精确破坏曲张静脉内膜，使静脉纤维化，最终静脉闭合，从而达到微创治疗的目的。英国 DIOMED 在世界上首先应用这项微创技术治疗下肢浅静脉曲张。

手术方法：选用局部麻醉或硬膜外麻醉，在患肢内踝上方 2cm 处，用 19G 穿刺针，0.035 英寸（0.1cm）导丝穿刺大隐静脉，沿导丝导入 5F 导管，将光纤导入隐 - 股静脉会合处下方 1～2cm 处，启动激光，以 2～3mm/s 缓慢抽出光纤，10 分钟完成治疗。

在退出光纤过程中，助手用手沿大隐静脉行径压迫，促使静脉闭合。术毕用弹力绷带加压包扎，大隐静脉属支可不结扎。

该手术最大的优点是微创，术后疼痛轻微。患者在治疗后可保持正常活动。术后恢复快，无瘢痕。手术可在门诊手术室局部麻醉下进行。并发症少，复发率低。由于瘢痕小，患者可自信地展露双腿。部分患者大隐静脉闭塞后呈条索状，可有牵涉性疼痛。

（3）血管内曲张静脉射频治疗

血管内曲张静脉射频治疗（VVUSclosure）方法与激光治疗类似。一根特殊导管从患肢内踝部伸入大隐静脉。直达隐 - 股静脉交界处下方 1～2cm，双向电极随之植入并与血管壁接触。射频能量经传导、加热至血管壁，使静脉收缩或因静脉壁胶原收缩而使静脉闭塞。电极的选择性绝缘使射频能量最优先传导至静脉壁，同时血管内的血液受热极少。手术开始前与手术过程中患者下肢必须被弹力绷带紧紧缠绕，将大隐静脉内的血液尽量驱尽，但弹力绷带只能到大腿中上部，大腿上部需由助手双手压迫，使大隐静脉驱血。大隐静脉属支可不结扎。

该手术最大优点是手术时间短、创伤小、患者疼痛轻、恢复快。缺点是被治疗曲张静脉的最大直径只能达到 12mm。该手术探头价格是激光治疗所用光纤的 4 倍，而且只能一次性使用，术前患者需服用抗凝剂。

（4）微创静脉曲张旋切术

微创静脉曲张旋切术是采用 TRIVEX System（带有动力静脉切除器和可进行充盈的灌注照明棒）对浅表曲张静脉在近视直视条件下做微创旋切术，然后通过吸引管吸出捣碎的曲张静脉。该方法术前需准确在小腿部皮肤上标出曲张静脉的轮廓。先作腹股沟小切口，高位结扎大隐静脉及其属支。

大腿段大隐静脉如果曲张不明显，可不做抽剥，如果曲张明显，则需抽剥。小腿部曲张静脉用旋切术。将 TRIVEX 灌注照明棒通过小腿微小切口植入皮下，并连接到加压充盈液上，使曲张静脉与周围组织分开。另做一微小切口，植入静脉旋切器，利用刨刀头刨除、吸走小腿部所有曲张静脉。手术完成后挤压小腿，排除注入的液体，然后用弹力绷带加压包扎 48～72 小时。该手术能彻底切除小腿段曲张的静脉，所需时间短，切口少而小，具有微创的优点，缩短了手术康复时间，增加美容效果。

（八）并发症及处理

原发性大隐静脉曲张开始时程度较轻，并发症少，但若长期听任其发展，皮肤出现营养障碍性变化时，就易产生并发症。较常见的并发症是湿疹、溃疡形成、血栓性静脉炎、出血等。

1. 湿疹与溃疡形成

原发性大隐静脉曲张若长期存在，可导致下肢静脉淤血，血液含氧量降低，皮肤发生退行性变化。由于毛细血管渗出，可引起局部色素沉着。局部抵抗力削弱，易继发蜂窝织炎。当病变进入后期，特别是交通静脉瓣发生功能不全，出现静脉高压和淤血，使局部缺氧更严重。由于踝上足靴区是离心较远而承受压力较高的部位，踝内侧又有恒定的交通静脉，故该处最先出现色素沉着，皮肤光薄而呈暗红色，汗毛稀疏，往往先有瘙痒和湿疹，局部渗液增多，破溃后继发细菌感染而形成溃疡。

溃疡一旦形成应及时处理，局部避免外用有刺激性的药物，及时清除溃疡底部的分泌物，可用硼酸湿敷，同时全身使用抗菌药物，以便尽快控制感染。伤口清洁后，可用生理盐水纱布或凡士林油纱换药。休息时应抬高患肢，促使静脉回流，需下地活动时应使用弹力绷带或弹力袜，若能在短期内基本愈合，应尽早手术治疗。有时溃疡面积较大，久治不愈，则可考虑在感染控制的基础上做大隐静脉高位结扎剥脱术、交通静脉结扎术。然后再做溃疡切除＋局部植皮术，切除范围应包括溃疡及其周围硬结的组织，特别要结扎溃疡底部的交通静脉，植皮宜采用中厚层或薄片状的小片植皮，术后全身应用广谱抗生素。有人主张术后结合高压氧治疗更有利于溃疡愈合，由于高压氧可使组织氧分压提高，避免贫血的溃疡组织缺氧性坏死，促进毛细血管功能恢复，减轻水肿。在高压氧下，钠泵运转功能逐渐恢复，微血管内皮细胞损害和化学介质受到抑制，使细胞膜通透性向正常转化，细胞内外水肿消退，微循环改善。如果溃疡疑有癌变，应做活检，证实有癌变后，应做溃疡广泛切除或截肢术。

近年来研究发现，下肢静脉淤血性溃疡的起因之一是深静脉瓣功能不全，因而对下肢慢性溃疡长期不愈合者，应检查深静脉有无病变。

2. 血栓性静脉炎

是较常见的并发症，且常伴有丹毒。由于曲张静脉内血流相对缓慢，内膜不平滑，加上足部细菌浸入，是引起静脉炎和血栓形成的原因。发生时局部曲张静脉表现为炎症反应。治疗包括抬高患肢，局部热敷，以及应用抗菌药物，待静脉炎症消退后，应针对曲张静脉进行手术治疗。

3. 急性出血

由于足靴区萎缩的皮肤光薄，其下有许多承受高压的小静脉处于怒张状态，即使遭受极轻微的损伤，也会发生急性出血。由于小静脉内压力高，静脉管壁薄，又缺乏弹性，出血难以自行停止，此时应立即加压包扎，如果有明显的皮肤裂伤，应结扎破裂的静脉，缝合皮肤，待伤口愈合后争取尽早手术。

二、下肢深静脉瓣膜功能不全

深静脉瓣膜功能不全是 Kistner 在 1980 年提出的一个全新的概念。这些患者既往没有炎症及血栓形成史，在长期的血柱重力等致病因素的作用下，瓣膜游离缘松弛、脱垂、冗长，阻碍了瓣膜结构的有效关闭或管腔扩张而关闭不全，从而产生了返流，导致下肢深静脉高压，管径扩张，进而出现一系列临床症状。最近研究结果表明，小腿肌静脉泵功能障碍是溃疡的最主要原因。

（一）流行病学

1968 年，Kistre 在对慢性下肢深静脉瓣膜功能不全的患者进行逆行造影时，发现不少患者的股静脉并无静脉炎症的证据。静脉瓣结构依然存在，而且具有功能，只是有不同程度的泄漏。从而首次为一位患者施行静脉瓣修补术，并获得成功。1975 年，他报道 14 例 17 条肢体成功施行股浅静脉瓣修复术，术后 7 年随访，效果良好者占 90%。1980 年，他正式命名原发性深静脉瓣膜功能不全（prinrtry decp venous insufficiuttcv，PDVI），从此本病引起了普遍注意。

Kistner 在对下肢深静脉瓣膜功能不全病例的研究中发现有血栓静脉炎病史者占 30%，可能有静脉炎者占 30%，无静脉炎者占 40%。孙建民在 593 例下肢深静脉造影中发现，274 条肢体为原发性深静脉瓣膜功能不全，占 46.2%。

（二）病因及病理机制

原发性下肢深静脉瓣膜功能不全的确切病因尚不明确，可能包括：

1. 胚胎发育缺陷 有的患者在 10 余岁即已发病，有的经手术探查，证实股静脉瓣完全缺如。

2. 应力性撑扯 多数患者均为重体力劳动或者长时间站立工作，或者身体过于肥胖者。提示静脉血柱的长期重力作用，血流量增多、静脉增粗，使静脉瓣经常受到应力的撑扯，使静脉瓣伸长、变薄、脱垂。终于失去正常功能。慢性咳嗽、习惯性便秘，以及一切增加腹内压的动作，均可使静脉瓣受到更多的撑扯应力。

3. 静脉瓣结构变性纤维弹性 瓣膜组织变性，可能是多数患者的致病原因。

4. 损伤 有些患者在腹股沟区域受损伤后发病，因而推测损伤是可能的致病原因。

（三）临床表现

原发性下肢深静脉瓣膜功能不全往往与隐 - 股静脉瓣功能不全同时存在，两者都是因为下肢静脉高压和淤血，从而引起一系列临床表现。只是后者位于浅静脉系统，仅表现为浅静脉曲张症状一般较轻，至多只有重垂感、胀满感，肿胀大多不明显，除非病情严重和疾病后期的患者。在交通静脉未受影响前，无足靴区营养性变化发生。当静脉血柱重力作用越过髂 - 股静脉瓣的屏障而作用于股浅静脉最高一对静脉瓣，起始时对液体密闭功能影响较少，站立时不一定向远侧泄漏，只是在采取 Valsalva 动作时，可以从下肢深静脉逆行造影中看到少量造影剂向远侧泄漏，而且受阻于股浅静脉第二对静脉瓣，不产生任何症状。当病情进展，股浅静脉瓣的瓣叶和游离缘伸长、脱垂后，将顺序影响第二、第三……对静脉瓣，静脉管腔增大，产生中等量泄漏，但由于存在代偿机制，主要是由腓肠肌的肌泵作用，可以看到注入髂 - 股静脉的造影剂，仍然能快速向心回流。只要深静脉瓣的破坏仅局限于大腿，一般不至于明显加重临床症状。一旦静脉瓣破坏越过腘静脉平面，胫腓静脉将受到影响，一是因为离心距离越远，静力压越高；二是由于小腿深静脉瓣破坏后，腓肠肌压迫深静脉，不仅促使血液向心回流，同时也向远侧逆流，从而导致远侧深静脉和交通静脉瓣破坏，深静脉增粗，形成类似直筒形血管。直立时见造影剂很少向心回流，而呈直泻性向远侧逆流，即使做足背跖屈运动，也不能排空。

　　由此可见，原发性下肢深静脉瓣膜功能不全造成血流动力学改变，临床表现完全由倒流性静脉高压和淤血引起。当静脉瓣功能不全仅涉及腿和刚开始影响小腿时，通过各种代偿机制，向心回流仍然明显大于淤滞时，除了大腿部易怠倦和不适外，症状一般并不严重。

　　随着重力性原因逐渐影响小腿，向心回流逐渐减少，淤血加重，在久站后出现胀破性疼痛和肿胀。一旦足靴区交通静脉瓣破坏，皮肤将迅速发生营养性变化，如脱屑、变薄、变硬、粗糙、色素沉着、溃疡形成等。

（四）辅助检查

　　鉴于浅静脉曲张是原发性下肢深静脉瓣膜功能不全的主要表现之一，而隐 - 股静脉瓣功能不全又常常在下肢深静脉瓣病变之前发生。说明出现下肢浅静脉曲张时，不能轻率地满足于下肢静脉曲张的诊断，应酌情做下肢深静脉瓣功能方面的检查，以明确诊断。鉴别诊断应注意区别下肢深静脉血栓形成后遗症、原发性大隐静脉曲张、Klippel-Trenaunty 综合征。

　　1. 动力性静脉压测定

　　患肢浅静脉压力测定可以部分反映倒流性淤血，但对比性差，而行走（或反复提踝动作）时的压力变化与停止活动后压力恢复的时间则与正常人有明显差别。

　　2. 静脉造影

　　静脉造影是诊断原发性下肢深静脉瓣功能不全最可靠的检查方法，而且根据倒流程度可以估计深静脉瓣破坏的范围，从而选择有效的治疗方法。

　　（1）顺行造影

　　下肢深静脉顺行造影的共同特征包括：

　　1）足靴区皮肤有营养障碍性变化者，从足背注入的造影剂沿深静脉顺行向心回流，越过止血带压迫的平面后，即通过交通静脉向浅静脉倒流，提示交通静脉瓣已经受到破坏。

　　2）除已行剥脱术者外，大隐静脉均明显扩张，且近端常呈囊形，提示隐 - 股静脉瓣功能不全。

　　3）深静脉全程通畅，造影剂分布均匀。

　　4）深静脉明显扩张，股 - 腘静脉管径几乎与髂外静脉相等。

　　5）深静脉呈直筒状，失去正常竹节状外形。瓣膜影模糊或者仅依稀可见。

6）做 Valsalva 动作时，见造影剂即刻返流。

（2）逆行造影

是检测下肢深静脉瓣功能和倒流程度的有效方法。经股总静脉直接穿刺插入导管至股总静脉平面后，取 60° 头高足低斜卧位，患肢悬空，注入造影剂，观察造影剂流向。根据 Kistncr 标准，静脉瓣功能分为 I ～ IV 级返流，造影剂分别返流至上腹部、膝上、膝下和踝部。在顺行造影时如果已经明确倒流程度，则可免此项检查。

3．其他检查

主要为多普勒血流仪和各种肢体体积描记仪。由于超声检查要受到一些难以被操作者控制的因素的影响，如被检查者肥胖和组织水肿等，同时还要受到一些可控制因素的影响，如与检查深度相适应的探头频率、静脉壁的最佳切面，以及探头与血流的夹角等。此外，不同操作者的经验、不同的医疗机构及不同型号的设备都可能导致测量结果产生很大的差异。多普勒成像虽然无创伤，通过彩色血流和波形分析得出深静脉横径或血流速度等解剖学信息，但所得的信息只是局部或节段性而非全面和整体的静脉形态学变化情况，而且血管的超声检查还需要有经验的专家。

（五）鉴别诊断

1．原发性大隐静脉曲张

本病表现下肢浅静脉曲张，常无下肢肿胀，故仅根据 Perthes 试验难以鉴别，需作 PPC 、PCR、彩色双功超声、下肢静脉造影等。

2．下肢深静脉血栓形成后综合征

此综合征也可发生继发性大隐静脉曲张，但有深静脉血栓性静脉炎病史（发病急骤，肢体肿胀、疼痛，体温升高，股三角压痛等），后遗症状也较明显，例如患肢沉重感、胀痛、皮肤营养性改变均较原发性大隐静脉曲张为重。可以通过 Perthes 试验、PPG、PCR、彩色双功超声鉴别，若血栓性静脉炎较轻或已再通，则需做顺行性造影方可明确诊断。

3．创伤性或先天性下肢动静脉瘘

动静脉瘘形成后，由于静脉动脉化，静脉压力增高，使动静脉瘘远侧肢体浅静脉显著曲张，患肢皮温升高，沿血管行径有震颤和杂音。在青年或儿童中，发现有不明原因的肢体静脉曲张，应考虑为先天性动静脉瘘。除静脉曲张外，常伴有肢体增长、增粗、多毛等。

创伤性动静脉瘘则有明确外伤史，常为锐性伤，需做彩色双功超声和动脉造影鉴别。

4. Kliypel-Trenaunay 综合征

本病为肢体增粗、增长，浅静脉曲张，皮下血管瘤三联综合征。下肢静脉曲张常呈弥漫性，但后外侧最明显，伴患肢增长，骨皮质增厚，患肢外侧、同侧躯干皮肤大片血管瘤样红斑，需做彩色双功超声和动脉造影鉴别。

5. 其他病变

下腔静脉阻塞、盆腔肿瘤、布加综合征也可引起继发性大隐静脉曲张，应予注意。

（六）治疗方法

确诊为下肢深静脉瓣膜功能不全病例，可以选择深静脉瓣膜重建术，恢复瓣膜的关闭功能，阻断静脉逆流。瓣膜重建术有三种类型：静脉腔内瓣膜成形术、静脉壁瓣膜成形术及瓣膜替代术。几种常用术式的基本原则如下：

1. 股浅静脉腔内瓣膜成形术

经股浅静脉第一对瓣膜，自瓣叶交会点切开静脉前壁。应用缝线，使过长、松弛、脱垂的瓣膜游离缘缩短，恢复瓣叶紧绷外观，达到紧密闭合的目的。

2. 股浅静脉腔外瓣膜成形术

暴露股浅静脉第一对瓣膜，先前壁，后后壁，自瓣膜交会点向下做一系列纵向缝合，使两个瓣叶附着线形成的夹角，由钝角转为接近正常的锐角，恢复瓣膜的正常关闭功能。

3. 股浅静脉壁环形缩窄术

暴露股浅静脉第一对瓣膜，在瓣窦下游离股浅静脉长约 2cm。轻柔刺激，使之呈痉挛状态，静脉管径缩小约 1/3。取 743 双针无损伤血管缝线，在瓣环最低点下约 2mm，自静脉后壁开始，沿静脉壁两侧缝至前壁后结扎，使第一对瓣膜远心侧的股浅静脉保持痉挛状态时的口径。或利用曲张大隐静脉主干或人工织物，裁剪成宽 3～5cm 的静脉或人工织物片，包绕于瓣窦下，通过前后左右数针缝合使之与静脉壁固定，缩窄程度同上。

4. 静脉瓣膜移位术

暴露大隐、股浅及股深静脉。在与股总静脉汇合平面远侧切断股浅静脉，用无损伤血管缝线缝合近侧截端，远端按两种方式完成静脉瓣膜移位：

（1）股浅-股深静脉移位术　股深静脉瓣膜关闭功能正常时，可在瓣膜远侧切断股深静脉，远侧结扎，近侧与股浅静脉作端-端吻合。如果股深静脉近侧段有两个功能良好的瓣膜，瓣膜间的距离允许吻合时，则可选择股浅静脉端-股深静脉侧吻合。

（2）股浅-大隐静脉移位术　当股深静脉瓣膜关闭功能不全，而大隐静脉具有正常瓣膜时，股浅静脉远侧截端可与大隐静脉做端-端吻合。如果大隐静脉近侧有两个瓣膜功能正常、相邻存在时，可选择股浅静脉端-大隐静脉侧吻合。

5．带瓣静脉段移植术

手术分为两个部分：

（1）切取带有正常瓣膜关闭功能的游离腋静脉段（长2cm），植入股浅静脉或腘静脉，纠正静脉逆流。上肢的静脉截端视侧支吻合情况，分别结扎或作端-端吻合予以重建。

（2）根据术前静脉造影结果，决定植入股浅静脉或腘静脉。

6．腘静脉外肌祥代瓣膜术

于腘窝内、外侧各做一纵行切口，或做经腘窝横纹的"z"形切口。自股薄肌止点的蹼状腱膜处切断，于胫神经及股静脉深面引至外侧切口，与股二头肌内侧缘重叠缝合成"U"形肌祥。如肌祥长度不足，可将股二头肌内侧沿肌纤维纵向剖开，并自止点切断，与股薄肌的切端互相重叠缝合1cm。利用膝关节屈伸活动时，肌祥随之交替松弛、收缩，对腘静脉产生开放或闭合效用，起到瓣膜样功能。

参 考 文 献

［1］ Brake M, Lim C S, Shepherd A C, et al. Pathogenesis and etiology of recurrent varicose veins [J]. Journal of Vascular Surgery, 2013, 57(3): 860.

［2］ Lynch N P, Clarke M, Fulton GJ. Surgical management of great saphenous vein varicose veins: A meta-analysis [J]. Vascular, 2015, 23(3): 285.

［3］ Hudson B F, Ogden J, Whiteley M S. A thematic analysis of experiences of varicose veins and minimally invasive surgery under local anaesthesia [J]. Journal of Clinical Nursing,

2015, 24(11-12): 1502.

［4］ Pavlović M D, Schullerpetrović S, Pichot O, et al. Guidelines of the First International Consensus Conference on Endovenous Thermal Ablation for Varicose Vein Disease-ETAV Consensus Meeting 2012 [J]. Phlebology, 2015, 30(4): 257.

［5］ Centre N C G. Varicose Veins in the Legs: The Diagnosis and Management of Varicose Veins [J]. British Journal of General Practice, 2014, 64(623): 314-315.

［6］ Goldman M P, Weiss R A, Bergan J J. Diagnosis and treatment of varicose veins: a review.[J]. Journal of the American Academy of Dermatology, 1994, 31(1): 414-416.

［7］ Palfreyman S J, Michaels J A. A systematic review of compression hosiery for uncomplicated varicose veins [J]. Phlebology, 2009, 24 Suppl 1(1): 13.

［8］佟铸，谷涌泉，李学锋，等. 原发性下肢深静脉瓣膜功能不全误诊 17 例分析与治疗［J］. 中国普通外科杂志, 2012, 21（6）: 763-765.

［9］ Maleti O, Perrinb M. Reconstructive Surgery for Deep Vein Reflux in the Lower Limbs: Techniques, Results and Indications [J]. European Journal of Vascular & Endovascular Surgery the Official Journal of the European Society for Vascular Surgery, 2011, 41(6): 837-48.

［10］ Myers K A. CLASSIFICATION AND GRADING OF CHRONIC VENOUS DISEASE IN THE LOWER LIMBS: A CONSENSUS STATEMENT [J]. European Journal of Vascular & Endovascular Surgery the Official Journal of the European Society for Vascular Surgery, 1996, 12(4): 491-492.

［11］ 吴庆华，张煜亚. 推广普及 CEAP 分级法在我国血管外科的临床应用［J］. 中华普通外科杂志, 2008, 23（3）: 164-167.

第七节　脊髓电刺激术在下肢缺血性疾病中的应用

下肢缺血性疾病在中、老年患者中是常见的降低生活质量甚至严重危及生命的疾病。此类疾病在国外一般称之为外周血管性疾病（peripheral vascular disease，PVD），主要包括下肢动脉硬化闭塞症、糖尿病性下肢缺血（糖尿病足）等。积极的血管重建是治疗此类疾病最有效的方法，但是一部分患者不具备血管重建的条件，或者行血管重建之后缺血改善不明显。针对此类患者，脊髓电刺激术（spinal cord stimulation，SCS）往往是有效的治疗方法。

一、SCS 简介

SCS 是将刺激电极安置在硬膜外腔的脊髓背侧，在外周感觉神经传入的疼痛信息到达大脑之前，在脊髓节段，通过电流刺激脊髓后柱的传导束和后角感觉神经元，将其以一种可以忍受的酥麻感替代，从而达到治疗疼痛或其他疾病的目的。SCS 治疗慢性疼痛在 1967 年最初由 shealy 提出，其首次通过椎板切开的方法将电极置于脊髓背侧来治疗慢性疼痛并获得成功。自 20 世纪 70 年代起，SCS 技术得到了快速发展。

SCS 最初用于治疗慢性顽固性疼痛，在治疗过程中，学者观测到 SCS 具有血管舒张的作用，从而扩展 SCS 的临床应用至下肢缺血性疾病中。目前，SCS 对血管的舒张作用被认为与以下机制有关：中枢性抑制交感传出神经；增强血管舒张物质的释放，比如血管活性肽，P 物质，一氧化氮，降钙素基因相关肽、松弛血管平滑肌等。目前，SCS 在临床上用于治疗下肢缺血性疾病得到了很好的验证。

二、SCS 治疗步骤

SCS 治疗下肢缺血性疾病的主要适应证包括：下肢动脉硬化闭塞症、糖尿病足、血栓闭塞性脉管炎等。SCS 刺激电极有外科电极和穿刺电极两种，外科电极需要咬开椎板，手术创伤较大；穿刺电极植入及固定技术简单，创伤小，拥有更多样的电极间距选择，因此穿刺电极应用范围更加广泛。现介绍应用穿刺电极行 SCS 治疗的步骤。SCS 治疗一般分为三个阶段：受试者筛选、电极植入测试、体内电刺激发生器永久植入。

（一）受试者筛选

术前宣教时应向患者讲明 SCS 的治疗目标为缓解疼痛、避免或延迟截肢、提高患者生活质量。

术前可用经皮氧分压（$TcpO_2$）预测 SCS 的治疗效果。一般认为，$TcpO_2$ <10mmHg，则患者将不可避免地出现截肢，并且不适合行 SCS 治疗；

TcpO$_2$ 在 10～30mmHg 之间，则适合 SCS 治疗，且能够取得较好的疗效；TcpO$_2$≥30mmHg，患者多不存在溃疡，不需行 SCS 治疗，但患者若有严重静息痛，仍可考虑行 SCS 治疗。

行 SCS 治疗，需要具备以下条件：

1．下肢严重缺血诊断明确（根据 TASC 诊疗标准，且为 Fontaine Ⅲ、Ⅳ期）。

2．血管旁路移植术 / 腔内血管开通术失败，或因各种原因，比如无远端流出道而不符合外科 / 介入手术指征。

3．患者无精神障碍，能够配合医生完成测试阶段。

4．没有非治疗性的药物依赖。

5．没有椎管内穿刺的禁忌证，比如败血症、局部感染、凝血障碍等。

（二）电极植入测试

选择在介入手术室 X- 线引导下行电极植入。患者取俯卧位，常规心电监测后，先 X- 线透视确定进针间隙，一般选择 T$_{12}$～L$_1$ 棘突间隙（椎间隙）为目标点，皮肤进针点在其下位椎体椎弓根内侧缘或稍下方。严格消毒铺单后，进行局部麻醉。从标记的皮肤进针点应用 17G Tuohy 针向头侧穿刺，一般与水平呈 30°，透视下确认进针方向。如果双下肢均有疼痛及缺血症状，需植入两个电极分别控制双侧下肢，两个穿刺针可从同一个棘突间隙（椎间隙）进针也可相差 1～2 个棘突间隙（椎间隙）。穿刺阻力消失时，考虑穿刺针已经进入硬膜外腔，X- 线透视下椎管内置入电极并在侧位像确认电极位于椎管后缘。一般下肢缺血时，电极送至 T$_8$～T$_{10}$ 椎体之间。电极置入成功后，将电极末端与体外刺激器连接进行电信号测试。寻找患者整个疼痛区域（一般为整个小腿以及足部）都出现异常感觉的电极位置，即刺激所产生的麻刺感能完全或基本覆盖患者主诉疼痛范围。测试完毕后固定电极，进行为期 7～14 天的体验治疗。

（三）体内电刺激发生器永久植入

测试成功时，可考虑行永久发生器植入，测试成功标准：疼痛缓解超过 1/2（疼痛视觉模拟评分下降超过 50%）；经皮氧分压（TcpO$_2$）较术前上升 10～15mm Hg 以上。在欧洲，已经将 SCS 作为治疗下肢缺血性疾病首选治疗方法，可不经过测试，一期植入电刺激发生器。

体内电刺激发生器永久植入过程分以下步骤：永久电极植入硬膜外腔（方法与电刺激测试阶段相同）。在腋后线、髂棘上缘区域（也可选择腹部、臀部区域）皮肤切开一约3cm长的切口，逐层分离至筋膜层，做一约4cm×4cm大小的囊袋，通过隧道器，将永久电极导线引至囊袋内，电极接上发生器，通过体外遥控器打开发生器，并确认发生器无故障且电流覆盖良好。将发生器固定在筋膜上防止其移位，逐层缝合至皮肤。术后几天内，患者切口区域可出现轻度热感以及不适。

三、远期疗效观察

SCS治疗能够明显减轻患者肢体疼痛，提高患者生存质量，并显著延缓或者避免截肢。

在SCS治疗下肢缺血（包括下肢动脉硬化闭塞症、Buerger病、糖尿病足）的随访中，Fabregat G的研究发现，SCS能够改善Buerger病的临床症状，并且能够避免此类患者截肢；认为SCS不应该是下肢缺血性疾病最后的治疗方式，而应该选择在疾病早期就行SCS治疗，认为其能够明显改善疼痛及肢体供血。

Augustinsson LE对34例患者随访16个月，发现50%的患者溃疡愈合，70%的患者下肢皮温增高，只有38%的患者进行了截肢手术，而对照组则有90%的患者进行了截肢手术。研究表明，102例接受SCS治疗的下肢缺血患者，经过27个月的随访，取得"良好或极好"疗效的近80%，表现为步行距离增加、皮肤溃疡治愈、且明显减少了截肢率。SCS治疗Fontaine Ⅲ期（缺血静息痛）和Ⅳ期（静息痛，溃疡和（或）坏疽）下肢缺血性疾病的有效证据也不断增加。Horsch S和Claeys L报道了177例药物和手术治疗无效的患者，治疗前已有63例出现下肢干性坏疽（Fontaine Ⅳ期）。SCS治疗3年后，110例（62.1%）疼痛减轻75%以上，肢体保存；11例（6.2%）疼痛减轻50%～75%，肢体保存；56例（31.7%）无效而截肢，4年后肢体保存率仍有66%。未截肢者的足背经皮氧分压（TcpO$_2$）明显升高，说明SCS能改善肢体微循环。观察还发现SCS治疗后疼痛减轻的同时常伴随运动能力的增加，并促进皮肤溃疡的改善。

Claeys L 和 Horsch S 的研究发现，将 86 例 Fontaine Ⅳ 期患者随机分为 SCS 组和前列腺素 E1（PGE1）组，治疗 12 个月后，SCS 组的溃疡愈合率恢复到 Fontaine Ⅱ 期的患者数均高于前列腺素 E1 组。Ubbink DT 和 Vermeulen H 的荟萃分析显示，无法行血管重建的下肢缺血性疾病患者，相比于保守治疗，SCS 治疗组能够明显减轻疼痛并提高保肢率。

SCS 简单无创，对患者影响小，术后恢复快，术后并发症少，除感染外几乎无严重并发症产生，其能迅速缓解肢体疼痛并改善下肢血供，延缓 / 避免截肢，是治疗下肢缺血性疾病的有效治疗方法。

参 考 文 献

［1］ Deer T R, Raso L J. Spinal cord stimulation for refractory angina pectoris and peripheral vascular disease [J]. Pain Physician, 2006, 9(4): 347-52.

［2］ Deer T R, Mekhail N, Provenzano D, et al. The Appropriate Use of Neurostimulation of the Spinal Cord and Peripheral Nervous System for the Treatment of Chronic Pain and Ischemic Diseases: The Neuromodulation Appropriateness Consensus Committee [J]. Neuromodulation, 2014, 17(6): 515-550.

［3］ Fabregat G, Villanueva VL, Asensio JM, et al. Spinal cord stimulation for the treatment of Buerger disease: a report on 3 cases[J]. Clinical Journal of Pain, 2011, 27(9): 819-823.

［4］ Augustinsson L E, Carlsson C A, Holm J, et al. Epidural electrical stimulation in severe limb ischemia. Pain relief, increased blood flow, and a possible limb-saving effect [J]. Annals of Surgery, 1985, 202(1): 104-10.

［5］ Horsch S, Claeys L. Epidural spinal cord stimulation in the treatment of severe peripheral arterial occlusive disease [J]. Annals of Vascular Surgery, 1994, 8(5): 468-474.